핵심 테이핑과 랩핑
Taping and Wrapping Made Simple

핵심 테이핑과 랩핑

Taping and Wrapping Made Simple

Brad A. Abell, Med, ATC, LAT

Co-Athletic Trainer

Athletics

Royse City Independent School District

Royse City, Texas

Wolters Kluwer Health | Lippincott Williams & Wilkins

영문출판사

■ **옮긴이** (가나다순)

김용권 한국국제대학교 물리치료학과 교수
김용남 남부대학교 물리치료학과 교수
김재구 동원대학 휘트니스건강관리과 겸임교수
성기석 경희대학교 대체요법과정 주임교수
송성일 서울아산병원 스포츠의학센터 임상운동사
송영화 동남보건대학 물리치료과 교수
엄기매 여주대학 물리치료과 교수
이건철 경남정보대학 물리치료과 교수
이한준 울산대학교 체육학부 교수
장정훈 원광보건대학 물리치료과 교수
정연옥 동원대학 휘트니스건강관리과 교수
정형국 안산1대학 물리치료과 교수
조현래 마산대학 물리치료과 교수
최재원 경북전문대학 물리치료과 교수

Taping and Wrapping Made Simple

by Brad A. Abell, MEd, ATC, LAT

핵심 테이핑과 랩핑

2010년 5월 11일 초판인쇄
2010년 5월 18일 초판발행

지은이 : Brad A. Abell, MEd, ATC, LAT
옮긴이 : 정 형 국 외
발행인 : 박 병 조
발행처 : 도서출판 영문출판사
등　록 : 1987년 12월 21일 제2-419호
주　소 : 서울시 강남구 삼성동 69-1
전　화 : (02) 514-5590, 776-5590
팩　스 : (02) 756-8943
E-mail : yeongmunsa@empal.com
정　가 : 19,000원
ISBN 978-89-7224-227-7 93510

※ 파본은 교환해 드립니다.

In memory of my mother

차 례

제 I 부

테이핑과 랩핑의 기초 (Taping and Wapping Basics)

제 II 부

다리 부위 (Lower Extremity)

제 Ⅲ 부

팔 부위 (Lower Extremity)

공헌자들

Bridget Avery, MS, ATC
Certified Athletic Trainer
Indian Valley Vocational Center
Sandwich, Illinois

Chris Franklin, ATC
Sports Medicine Instructor/Athletic Trainer
North Kitsap High School
Poulsbo, Washington

Philip Hackmann, ATC, LATC, EMT-I
Head Athletic Trainer and Teacher
Proctor Academy
Andover, New Hampshire

Linda S. Levy, EdD, ATC
Associate Professor
Plymouth State University
Plymouth, New Hampshire

Kyle Momsen, MA, ATC
Faculty
Gustavus Adolphus College
Saint Peter, Minnesota

Michael Moore, PhD, ATC
Assistant Professor
Radford University
Radford, Virginia

Dexter Nelson, MSc, CAT(C)
Certified Athletic Therapist
Instructor—Advanced Certificate in Athletic Therapy
Department of Physical Education and Recreation Studies
Mount Royal College
Calgary, Alberta, Canada

Jennifer O'Donoghue, MA, ATC, CSCS
Assistant Professor
Western Michigan University
Kalamazoo, Michigan

Patrick Olsen, MS, ATC
Head of Athletic Medicine
South Kitsap High School
Port Orchard, Washington

Jennifer M. Plos, EdD, ATC
Instructor
Western Illinois University
Macomb, Illinois

Renee L. Polubinsky, EdD, ATC, CSCS
Assistant Professor
Western Illinois University
Macomb, Illinois

Jack Ransone, PhD, ATC, FACSM
Professor/Director of Athletic Training
Texas State University
San Marcos, Texas

Tracye Rawls-Martin, MS, ATC
Assistant Professor, Director ATEP
Division of Athletic Training and Sports Sciences
Long Island University, Brooklyn Campus
Brooklyn, New York

Kelli M. Steele, MS
Head Athletic Trainer
Smith College
Northampton, Massachusetts

Hal Strough, PhD
Athletic Training Education Program Director
UW Oshkosh
Oshkosh, Wisconsin

Tom Stueber, MS, ATC
Assistant Professor
Tusculum College
Greeneville, Tennessee

Janet Wilbert, EdD
Assistant Professor
University of Tennessee
Martin, Tennessee

Greg Zuest, PhD, ATC
Assistant Director and Clinical Assistant Professor
University of Florida
Gainesville, Florida

서문

불행하게도 물리치료사나 운동트레이너들이 모든 스포츠시설에서 근무할 수 없다. 그리고 모든 사람이 물리치료사나 운동트레이너를 만날 수 없기 때문에, 그들은 테이핑과 랩핑 절차를 배울 수 있는 책을 접하는 것이 최상의 방법이다. 아마 대학이나 고등학교의 운동트레이닝 전문가들은 매우 기본적인 테이핑과 랩핑의 교재를 필요로 할 것이다. 현재 시중에서 판매되는 교재들은 전문가와 대학의 운동트레이너 학생들을 대상으로 한 교재들이 대부분이다. 이들 교재는 높은 해부학과 의학적, 기술적 용어들을 다루고 있기 때문에, 코치, 부모, 고등학교의 운동트레이너 학생들은 이들 내용을 정확하게 이해할 수 없을 것이다. 해부학과 용어들은 테이핑과 랩핑하는데 있어 매우 중요하지만, 모든 사람이 그들을 깊게 공부할 필요는 없다. 본 교재는 단순하게 적용할 수 있는 내용들을 다루고 있기 때문에, 대학의 운동트레이너들이 본 교재를 통해 어떠한 이득도 얻지 못할 수 있다. 그러나 테이핑과 랩핑을 처음 배우기 시작하는 대부분의 대학의 운동트레이너 학생들은 해부학과 의학용어를 배우지 않고, 단지 몇몇 학생들만이 테이핑과 랩핑을 배울 때, 해부학과 의학용어를 함께 배울 것이다. 우리는 모든 학습 절차를 단순화시키고 있지만, 연습과 기능적인 면을 강조하고 있다.

구성 (Organization)

본 책은 테이핑과 랩핑에 대한 기본적인 지식을 제공하도록 구성되어 있고, 하체와 상체에 적용한 절차방법들을 자세히 설명하고 있다. 1장은 독자들에게 테이핑과 랩핑의 제품과 기본적인 용어들을 소개하고 있다. 2장은 기본적인 기법과 기술을 설명하고, 3장은 손상과 상처의 관리에 대한 기본적인 지식을 다루고 있다. 4장에서 6장까지는 다리(종아리/발목/발, 무릎, 엉덩이/허벅지)에 대한 내용을 다루고 있고, 7장에서 9장까지는 팔(아래팔/손목/손, 팔꿈치, 어깨와 몸통)에 대한 내용을 다루고 있다. "핵심 테이핑과 랩핑"에서는 적용되는 절차의 이름을 손상이나 상태에 따라 부여하고 있다. 이런 방식으로 절차의 이름을 명명함으로써, 독자들에게 테이핑 절차와 손상을 관련시켜 준다. 본 책의 목적을 유지하기 위해, "open gibney"와 "closed ankle basket weave"과 같은, 적용하기 복잡하고 자주 사용되지 않는 테이핑과 랩핑의 절차들은 포함시키지 않는다. 단지 흔하게 발생하는 손상과 상태에 도움을 줄 수 있는 기본 절차들만 포함시킨다.

특징 (Features)

절차의 적용 부위에 대한 기본적인 해부학을 알 수 있도록, 4장에서부터 9장까지

각 장의 앞부분에 해부학 이미지를 제공한다. "테이핑과 랩핑의 절차" 단락에서는 손상에 대한 설명, 절차의 목표, 필요한 제품, 그리고 환자 자세 등을 다루고 있다. 각 테이핑과 랩핑 절차의 끝부분에 "팁, 힌트와 트릭"의 상자와 "흔한 실수"의 상자를 제공하고 있다.

동봉된 DVD (Companion DVD)

모든 "핵심 테이핑과 랩핑" 교재에는 각 손상에 대한 기본적인 테이핑과 랩핑을 다룬 40개 이상의 비디오 클립이 들어 있는 DVD가 동봉되어 있다. DVD는 책에 설명된 단계별 적용을 이해하기 어렵기 때문에, 실제로 적용이 이루어지는 상황을 보여준다. 독자들은 이런 비디오 영상을 통해 테이핑과 랩핑을 정확하게 할 수 있을 것이다. 책에 표시된 DVD 아이콘은 테이핑과 랩핑의 절차가 영상으로 기록되어 있음을 의미한다.

Brad Abell

역자 서문

본 책은 역자들이 접해본 스포츠 테이핑과 랩핑에 대한 교재 중에서 가장 쉽게 적용하는 책인 것 같다. 원저자가 언급했듯이, 테이핑과 랩핑을 처음 배우는 사람에게 맞춰진 책으로서, 이론과 실습을 동시에 적용할 수 있을 것으로 생각된다. 그리고 다른 책에서 쉽게 찾아 볼 수 없는 테이핑과 랩핑에 이용되는 제품들을 상세히 설명하고 있고, 손으로 테이프를 절단하는 방법도 자세히 설명해 주고 있다.

책의 구성이 상체와 하체로 나누어 설명하고 있고, 각 신체 부위에서 자주 발생한 질환에 따른 절차들을 소개해 주고 있어, 독자들이 혼자서 단계별로 공부할 수 있게 한다. DVD를 통해 학생들은 쉽게 복습과 예습을 할 수 있을 것이고, 온라인 서비스를 통해 많은 정보들을 알 수 있을 것이다.

끝으로, 본 책이 번역되어 출간되도록 많은 도움을 주신 영문사 박병조 사장님과 직원 여러분에게 감사를 드린다.

대표 역자

정형국

감사의 글

나의 아내 Billie, 나의 아이 Bailey와 Trent의 인내와 지지가 없었다면, 이 책이 완성되지 못했을 것이다. 나는 그들의 사랑과 지지에 감사드린다.

긍정적인 삶을 살 수 있도록 도와주시고, 도덕적 나침반이 되어 주신 나의 아버지 Benny와 돌아가신 나의 어머니 Georgia에게 특별히 감사드린다. 그 분들은 최상의 부모님이셨다.

수년 동안 나를 지도해 주고 우정을 보여주신 Ed Sunderlane에게 감사드린다. 그는 나의 멘토, 동료, 친구로서 나의 삶을 밝혀주신 분이었다. 그리고 그는 본 책을 출간하는데 많은 도움을 주셨다.

끝으로, Lippincott Williams & Wilkins에 있는 모든 분들에게 감사드린다. 나의 아이디어가 현실이 될 수 있도록 도와주신 초고 편집자인 Emily Lupash; 내가 제자리를 지킬 수 있도록 도와주시고, 본 책 전반에 걸쳐 많은 조언을 해 주신 편집간사인 Andrea Klinger; 지도와 훌륭한 그래픽 작업을 해 주신 예술 감독 Brett MacNaughton; 비디오 제작을 해 주신 Freddie Patane과 Ed Schultes; 사진촬영을 해 주신 Mark Lozier와 J. Anthony; 비디오 촬영을 해 주신 Michael Licisyn과 Carmen Marino; 그리고 오랜 시간 동안 힘들게 포즈를 취해 준 모든 모델들에게 감사드린다.

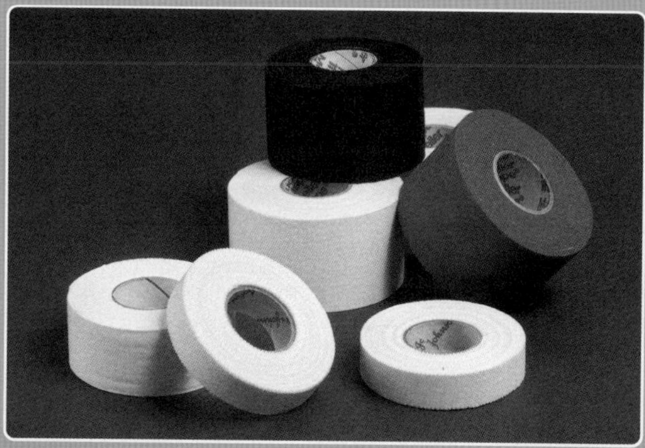

제 I 부

테이핑과 랩핑의 기초
(Taping and Wapping Basics)

제 1 장 테이핑과 랩핑에 대한 소개 (Introduction to Taping and Wrapping)

학습목표

- 테이핑/랩핑의 이점을 설명할 수 있다.
- 여러 가지 테이핑/랩핑의 제품을 알 수 있다.
- 테이핑/랩핑에 필요한 제품이 어떤 것인지를 결정할 수 있다.
- 여러 종류의 테이프와 폼의 차이점을 구분할 수 있다.
- 가장 많이 사용되는 테이핑/랩핑의 제품이 무엇인지를 설명할 수 있다.
- 테이핑/랩핑의 용어를 정의할 수 있다.

왜 테이프를 사용하는가? 테이핑의 이점은 다음과 같다:

- 인대, 근육 및 힘줄에 보조적인 지지를 제공해 준다.
- 가동범위를 제한해 줌으로써 손상의 예방에 도움을 준다.
- 손상으로부터 안전하고 빠른 회복에 기여한다.
- 손상의 재활에 도움을 준다.
- 정신적인 후원으로 운동선수들에게 자신감을 제공해 준다.

왜 탄력 랩을 사용하는가? 탄력 랩의 이점은 다음과 같다:

- 부종의 방지에 도움을 준다.
- 부종 감소에 도움을 준다.
- 신경수용기를 자극하여 통증을 줄이는데 도움을 준다.
- 근육을 압박하고, 온감을 유지하는데 도움을 준다.
- 손상된 근육에 보조적인 지지를 제공해 준다.

여러 종류의 테이핑과 랩핑을 어떻게 적용하는지를 배우기 전에, 그에 필요한 여러 종류의 제품들에 대해 공부하는 것이 중요하다. 테이핑과 랩핑에 대한 전문용어들은 본 책의 전반에 걸쳐 다루어질 것이다.

테이핑과 랩핑의 제품 (Tapping and Wrapping Supplies)

비탄력 테이프 (그림 1-1 참고) (Nonelastic Tape)

- 크기: ½인치, 1인치, 1½인치, 2인치
- 운동선수들에게 가장 많이 사용되는 테이프
- 가장 많이 사용되는 테이프의 크기: 1½인치
- 다양한 색깔
- 100%의 면으로써, 최상의 질
- 늘어나지 않음
- 주로 지지의 목적으로 사용됨
- 산화아연으로 표백처리함

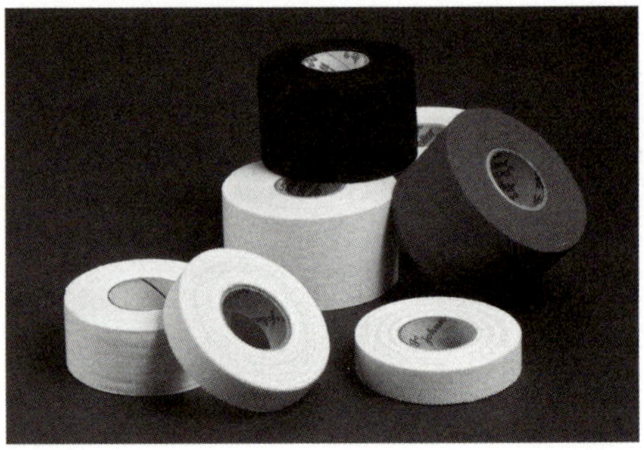

그림 1-1

가벼운 탄력 테이프(그림 1-2 참고) (Light-Duty Elastic Tape)

- 크기: 1인치, $1\frac{1}{2}$인치, 2인치, 3인치

접착성 테이프(그림 1-2)

- 매우 가볍고 탄력성이 좋음 — 접착면을 가지고 있음
- 주로 고정할 목적으로 사용됨 : 드레싱/반창고/랩 등을 제대로 위치하도록 함
- 예: 시중에서 가장 많이 판매되는 제품으로는, Tear-Light와 Lightplast 등이다.

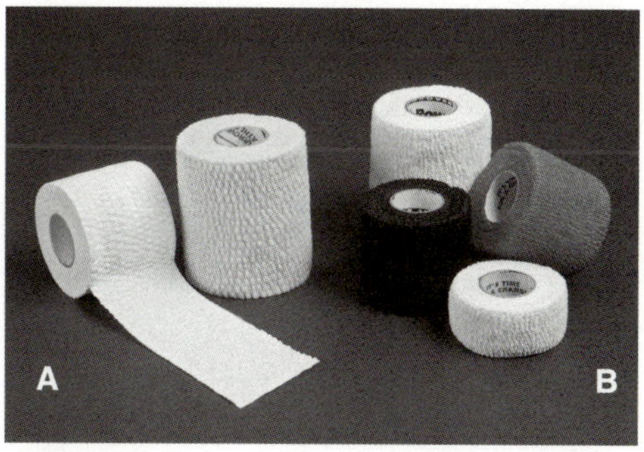

그림 1-2

비접착성 테이프(그림 1-2)

- 신체부위를 랩핑/테이핑할 시간이 부족할 때, 사용하기 매우 좋고, 고착성이 좋음
- 주로 비탄력 테이프를 위한 기초로써 사용됨(사전-랩핑 대신에 이용될 수 있음)
- Powerflex는 시중에서 판매되는 브랜드 이름이다.

무거운 탄력 테이프(그림 1-3 참고) (Heavy-Duty Elastic Tape)

- 크기: 1인치, $1\frac{1}{2}$인치, 2인치, 3인치
- 무겁고, 약간의 탄력을 가짐 — 접착면을 가지고 있음
- 일반적인 테이핑에다 부가적인 지지가 필요할 때 주로 사용함
- 손으로 쉽게 찢을 수 없기 때문에, 절단용 가위가 필요함
- 시중에서 가장 많이 판매되는 제품으로는, Elastoplast와 Elastikon 등이다.

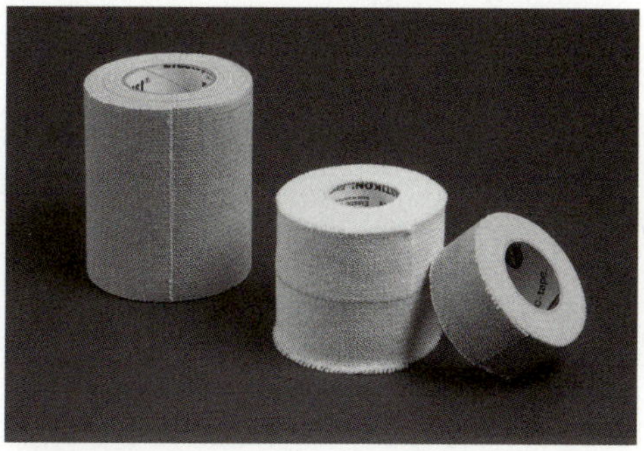

그림 1-3

사전-랩 혹은 언더랩(그림 1-4 참고) (Prewrap or Underwrap)

- 크기: $2\frac{3}{4}$인치로 다양한 색으로 구성되어 있음
- 값이 싼 편이다.
- 테이프가 피부에 직접 닿지 않도록 하기 위해, 테이핑하기 전에 피부에 직접 사용되는 제품이다. 주로 환자에게 편안함을 제공하고, 테이프를 쉽게 제거할 목적으로 사용함.

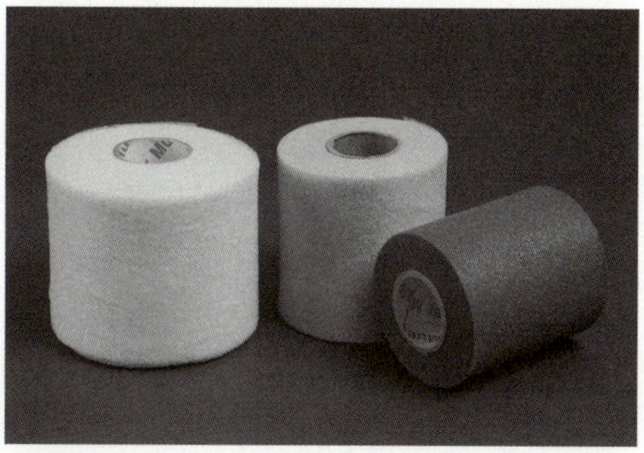

그림 1-4

테이프 고착제(그림 1-5 참고) (Tape Adherent)

- 시중에서 가장 많이 판매되는 제품은 Q.D.A.와 Tuff-Skin이다.
- 에어졸 스프레이캔으로 되어 있으며, 다양한 크기로 구성되어 있다.
- 테이핑이나 랩핑하기 전에 피부에 뿌려 주는 제품이다.
- 테이프의 고착이 잘 이루어지고, 더 오래 지속되도록 하는 목적으로 사용됨. 그리고 탄력 랩이 제자리에 잘 위치하도록 돕는다.

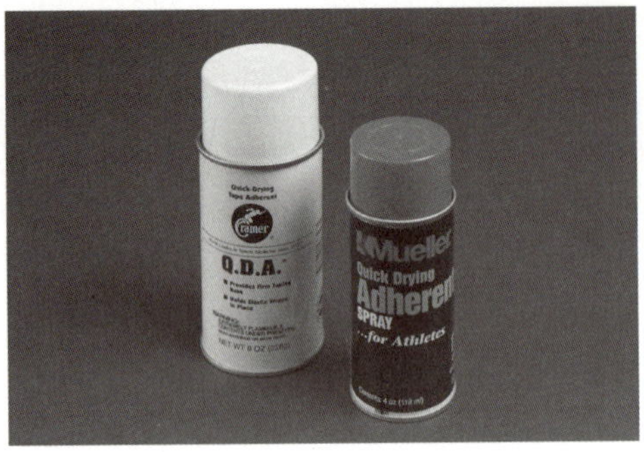

그림 1-5

테이프 커터(그림 1-6 참고) (Tape Cutters)

- 시중에서 가장 많이 판매되는 제품은 Cramer Shark이다.
- 재사용이 가능하지만, 칼날이 무뎌지기 때문에, 주기적으로 칼날을 교체해 주어야 함.
- 피부에 상처를 내지 않고 테이프만 절단하고자 할 때 주로 사용됨

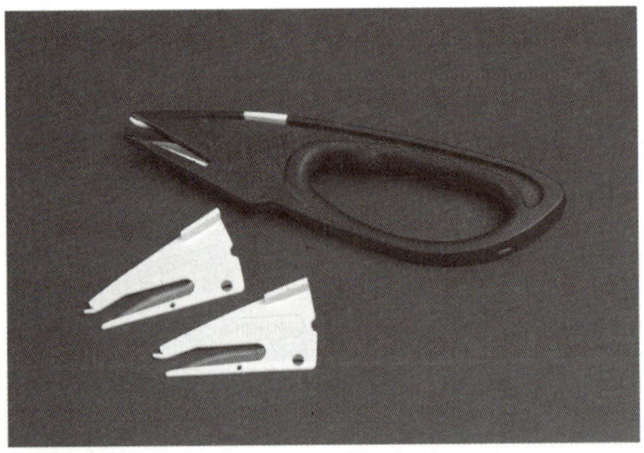

그림 1-6

테이프 가위(그림 1-7 참고) (Tape Scissors)

- 시중에서 가장 많이 판매되는 제품으로는, (A) Lister, (B) Super Pro or Claus, (C) Alert Pro, (D) EMT shear 등이 있다.
- 다양한 크기와 형태로 구성되어 있다.
- 피부를 찌르지 않도록 칼날의 끝에 안전용 팁을 가지고 있어야 한다.
- 알콜로 칼날에 묻은 테이프 잔재물을 제거할 수 있음.
- 일반적으로 붕대/테이프 가위가 크면 클수록, 테이프를 쉽게 절단할 수 있다.
- 손으로 찢을 수 없는 형태의 테이프를 절단하고, 또 테이프를 제거할 목적으로 사용함다.

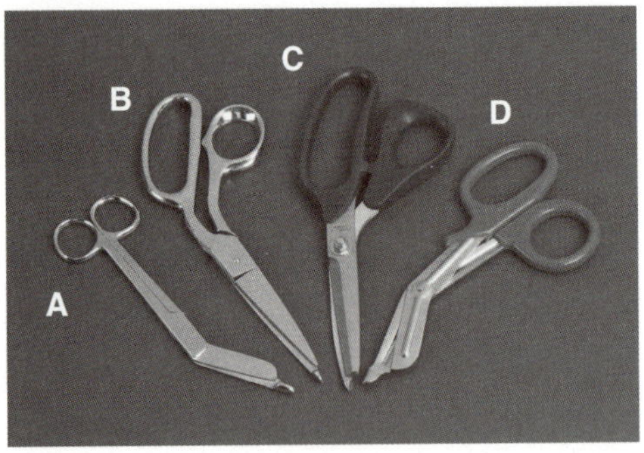

그림 1-7

발꿈치패드와 레이스패드 (그림 1-8 참고) (Heel and Lace Pads)

- 테이핑과 마찰이 일어날 수 있는 신체 부위를 덮기 위해 사용되고, 또 수포를 예방하기 위해 사용된다.
- 구멍이 뚫린 종류를 구입하여 두 조각으로 찢는다. 그리고 두 조각 사이에 바세린 튜브용 피부 윤활제를 적용한다.
- 1상자에 2개의 롤이 있고, 1롤 당 1000 조각.

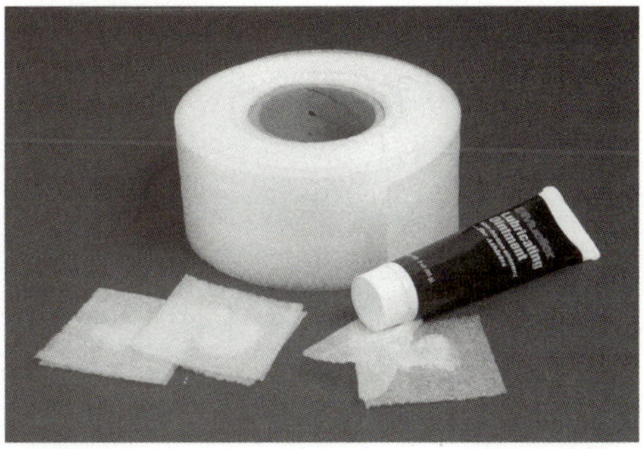

그림 1-8

테이프 제거용 제품(그림 1-9 참고) (Tape Remover)

- 다양하다(스프레이 캔, 개별용 와이프 상자, 혹은 갤런으로 판매됨)
- 일반적으로 알콜로 피부를 닦아내도, 기름끼가 남아 있는 느낌이 든다.
- 테이프를 제거한 이후, 여전히 피부에 붙어 있는 테이프 잔재물을 제거하기 위해 사용된다.

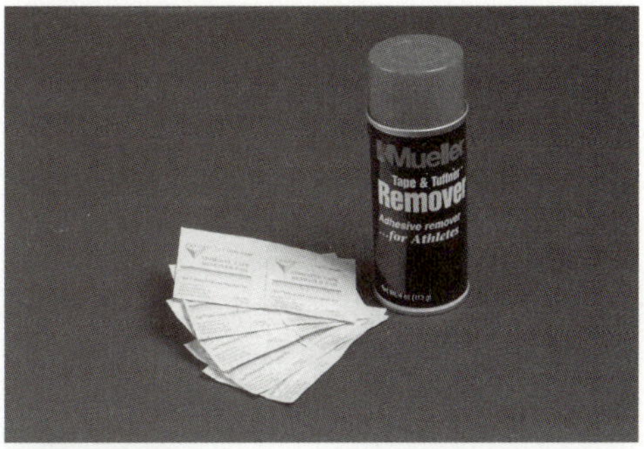

그림 1-9

면도기/클리퍼(그림 1-10 참고) (Razor/Clippers)

- 무선 클리퍼나 전기 클리퍼를 사용하는 것이 좋다.
- 면도칼(straight razor)로 피부를 면도하지 않는 것이 좋다.
- 물기가 많은 부위에 전기 클리퍼를 사용할 때는 주의를 요해야 한다.
- 과도한 털을 제거할 목적으로 사용된다. 테이프를 피부에 직접 적용하고자 할 때, 털을 제거하여 털의 당김을 없애 준다.

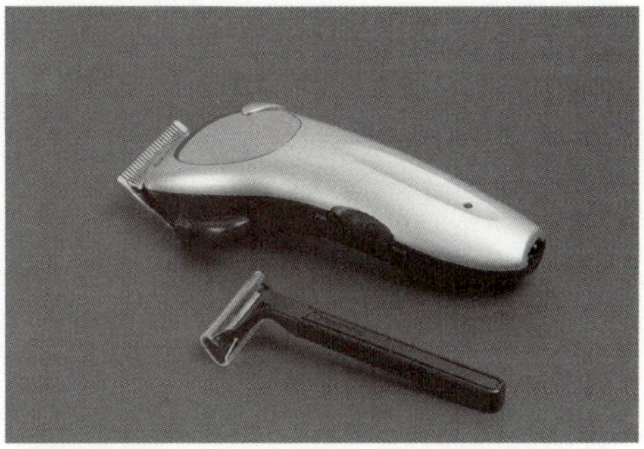

그림 1-10

탄력 랩 (그림 1-11 참고) (Elastic Wraps)

- 다양한 크기와 길이로 구성되어 있다: 폭이 2인치, 3인치, 4인치, 6인치로 구성되어 있다.
- (큰 신체 부위를 위해) 4인치와 6인치의 이중 길이로 구성되어 있다.

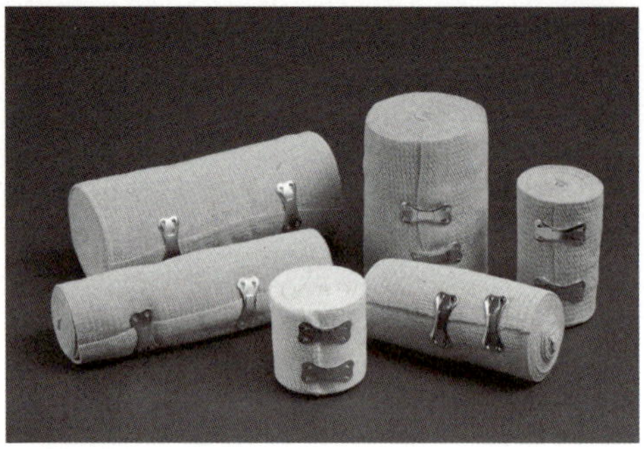

그림 1-11

패딩(그림 1-12 참고) (Padding)

- 일반적으로 사용되는 종류로는, 펠트(A), 젤(B), 폼(C) 등이 있다.

저밀도의 패딩

- "open cell padding"이라고도 불림
- 고밀도 패딩보다 스펀지의 느낌이 강하다.
- 다양한 두께로 구성되어 있다.
- 접착성 패딩과 비접착성 패딩이 있다.
- 폼, 젤, 혹은 비닐로 만들어진다.

고밀도의 패딩

- "closed cell padding"이라고도 불림
- 저밀도 패딩보다 스펀지 느낌이 덜하다.
- 다양한 두께로 구성되어 있다.
- 접착성 패딩과 비접착성 패딩이 있다.
- 폼, 젤, 혹은 비닐로 만들어진다.

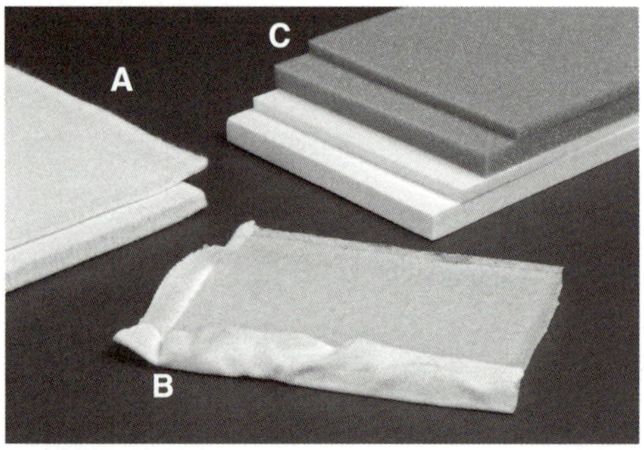

그림 1-12

스포츠의학 제품 제조사 (Sports Medicine Product Manufacturers)

주요 스포츠의학 제품 제조사로는, Cramer, Mueller, Johnson & Johnson 등이 있다. 이들 회사들은 전 세계적으로 많이 사용되고 있는 다양한 스포츠의학 제품들을 만들고 있다.

스포츠의학 제품 공급회사 (Sports Medicine Supply Companies)

테이핑 제품과 랩핑 제품을 구입할 때, 약국이나 스포츠 장비상점으로부터 구입하지 않는 것이 현명한데, 왜냐하면 이들 상점들은 200-300% 까지 마진을 붙여 판매한다. 어느 누구나 스포츠의학회사나 도매상으로부터 이들 제품을 구입할 수 있다. 몇몇 회사들은 최저 판매가격을 가지고 있지만, 대부분의 회사들은 최저 판매가격으로 판매하지 않는다. 몇몇 회사는 주문량에 따라 무료배송을 제공하고 있고, 할인판매를

하고 있다. 스포츠의학회사와 그들의 판매 대행회사들은 스포츠그룹과 연결하고 있고, 대부분의 제품을 카탈로그의 가격보다 대략 15%의 할인가격으로 판매하고 있다. 그리고 대량으로 제품을 주문할 때는 제품의 가격을 더욱 낮출 수 있다. 아래에 몇몇 큰 스포츠의학제품회사를 나열하고, 그들의 웹사이트를 적어 놓았다.

Alert Service, Inc.
www.alertservices.com
Medco Supply Co.
www.medco-athletics.com
School Health Corp.
www.esportshealth.com
Moore Medical Co.
www.mooremedical.com
Henry Schein, Inc
www.henryschein.com

제 2 장 테이핑과 랩핑의 기본 기술 (Basic Skills of Taping and Wrapping)

학습목표

- 테이프를 찢는데 필요한 적당한 기술들을 실증해 보일 수 있다.
- 테이프를 찢을 때 자주 일어나는 실수들을 알 수 있다.
- 테이핑/랩핑을 할 때 고려해야 할 주요 상황을 알 수 있다.
- 테이프를 제거할 때 필요한 적당한 기술들을 실증해 보일 수 있다.
- 테이핑/랩핑의 용어들을 정의할 수 있다.

테이핑 (Taping)

테이프 찢기 (Tearing Tape)

테이핑의 적용에 있어 가장 먼저 배워야 하고, 또 중요한 내용은 테이프를 찢는 방법이다. 비탄력 테이프와 대부분의 가벼운 탄력 테이프는 손으로 찢을 수 있다(1장 참고). 무거운 탄력 테이프는 테이프 가위나 커터로 절단해야 한다. 올바른 테이프 찢기는 테이핑 절차를 마무리하는 시간을 감소시킬 수 있기 때문에, 특히 중요하다. 각 테이프를 절단하기 위해 가위를 사용하면, 절차의 시간이 몇 분 더 길어질 수 있다. 테이프 찢기는 과학이지만, 어떤 사람들은 배우지 않아도 쉽게 찢을 수 있다.

테이프 찢기에 대한 단계들을 살펴 보자. 해당 그림을 따라서 실시해 본다:

단계 1: 우성 손(오른손)의 가운데 손가락을 테이프 롤의 구멍 안으로 넣고, 테이프 롤을 들어 올린다. 집게손가락을 테이프의 접착면에다 붙인다(그림 2-1 참고).

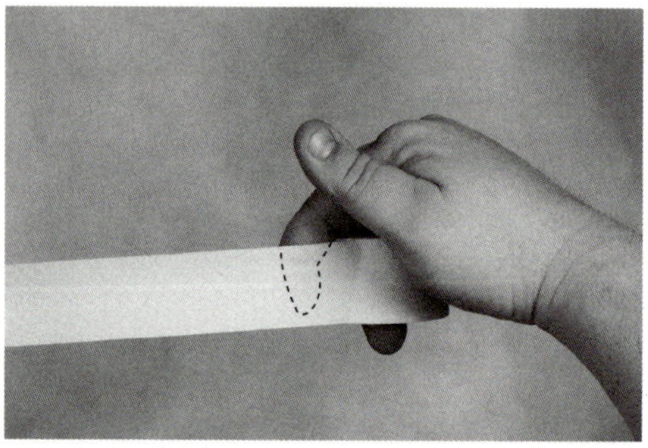

그림 2-1

단계 2: 반대손(왼손)의 집게손가락을 오른손의 집게손가락 바로 옆에 붙인다. 양쪽 집게손가락만이 테이프의 접착면에 위치해야 한다(그림 2-2 참고).

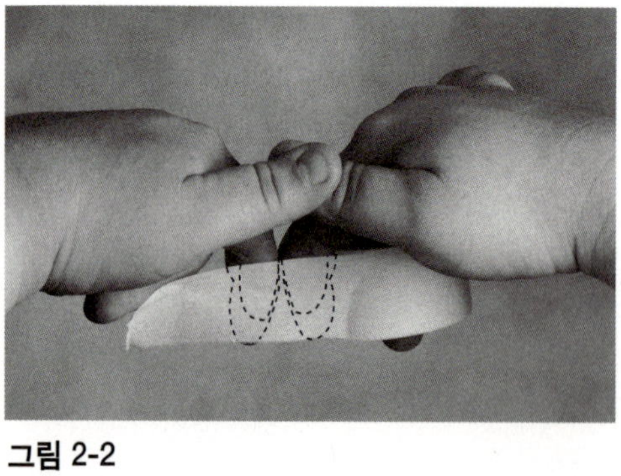

그림 2-2

단계 3: 양손의 엄지를 함께 이용하여, 테이프 접착면의 반대쪽 면 위에다 배치하고, 집게손가락 쪽으로 강하게 누른다. 압박을 적용하는 동시에, 반대쪽 손으로부터 테이프 롤이 멀어지도록 테이프를 당긴다. 이런 방법은 테이프의 실 가

닥들을 당기고 분리시켜서, 테이프의 섬유들을 쉽게 찢을 수 있게 만든다(그림 2-3 참고).

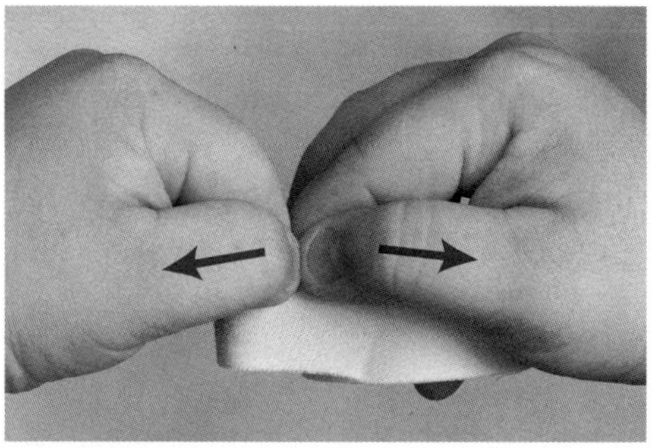

그림 2-3

단계 4: 장력이 적용되면, 테이프 롤을 몸 쪽이나 혹은 몸으로부터 멀리 움직인다. 대부분의 사람들은 테이프 롤을 몸으로부터 멀어지는 방향으로 움직이는 것이 더 쉽다. 이것은 비틀림 힘이나 전단력을 일으켜, 테이프를 쉽게 찢을 수 있게 만든다(그림 2-4 참고).

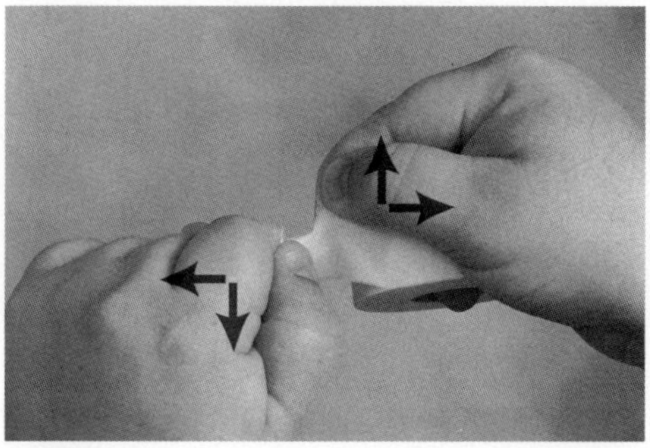

그림 2-4

어떤 사람들은 테이프 찢기를 매우 어려워할 수 있다. 테이프 찢기의 주요 요점은 인내와 연습이다. 연습을 많이 하면 할수록 더욱 쉽게 테이프를 찢을 수 있게 될 것이다. 테이핑에 있어 연습은 매우 중요하다. 테이프 찢기를 처음 배우는 사람들이 쉽게 범할 수 있는 몇 가지 실수들을 아래에 다룰 것이다.

실수 1: 테이프의 테두리가 접힌 경우. 이런 경우가 있으면, 손으로 테이프를 찢을 수 없게 되는데, 이때는 가위를 사용해 테이프를 절단하거나, 접힌 부위가 벗어나도록 테이프를 이동하거나 접힌 부위를 잘라내야 한다(그림 2-5).

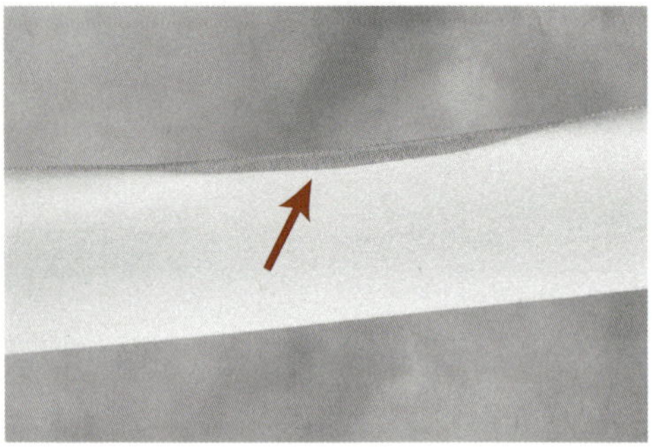

그림 2-5

실수 2: 양쪽 엄지사이 그리고, 양쪽 집게손가락 사이에 공간이 있는 경우. 테이프를 쉽게 찢으려면, 엄지와 엄지를 완전히 밀착시키고, 또 집게손가락과 집게손가락을 완전하게 밀착시켜야 한다(그림 2-6 참고).

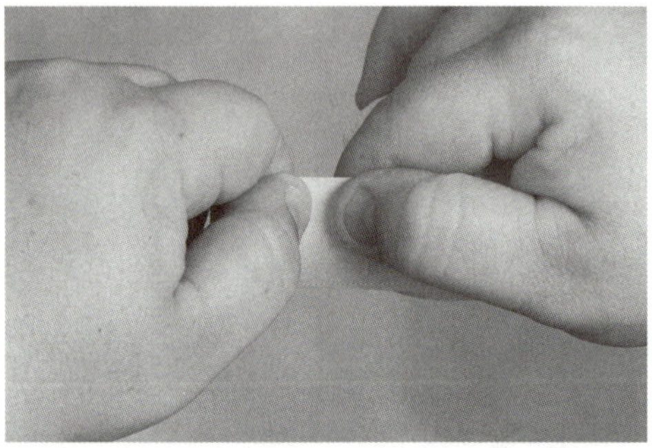

그림 2-6

실수 3: 집게손가락의 끝으로만 테이프를 찢으려는 경우. 가능하면 테이프의 접착면에 놓인 집게손가락의 면적이 크면 좋다. 대부분의 사람들은 손가락끝으로만 테이프를 찢으려는 경향이 많다(그림 2-7 참고).

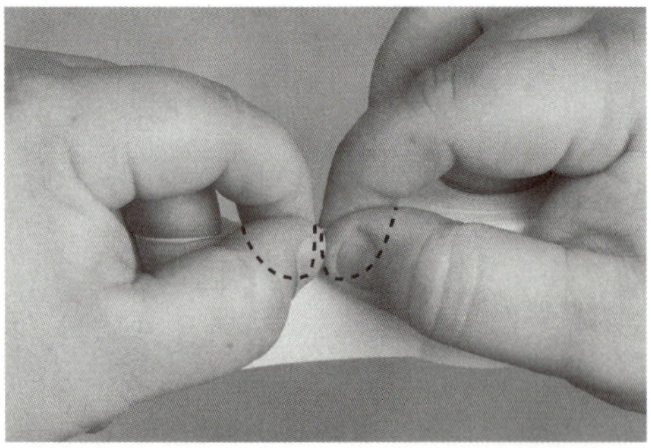

그림 2-7

실수 4: 엄지로 충분히 압박을 가하지 않는 경우. 집게손가락에 대해 엄지를 충분히 압박하는 것이 중요하다(그림 2-8 참고).

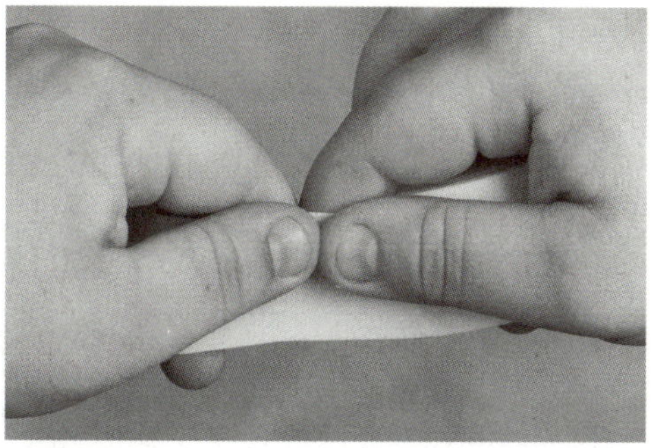

그림 2-8

실수 5: 테이프를 잡아당기지 않고 비트는 경우. 양손을 이용하지 않고 한손만으로 찢으려할 때, 이런 현상이 발생한다. 양손을 동시에 사용해야 한다(그림 2-9 참고).

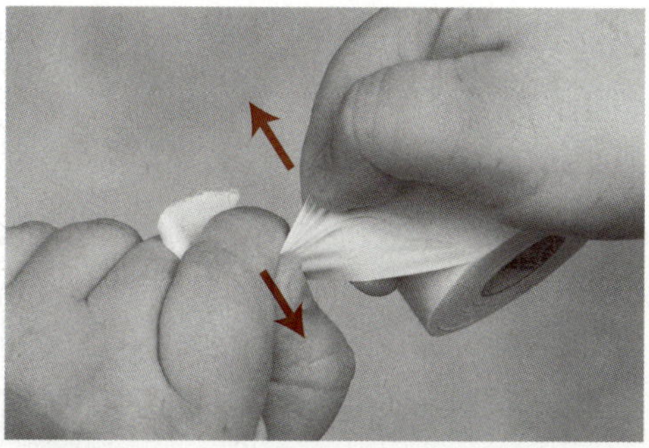

그림 2-9

테이프 찢기 연습을 많이 하면, 집게손가락 위에 수포가 발생하거나 굳은살이 생길 수 있다. 이런 현상은 정상적인 현상이다. 만약 열점이나 수포가 발생하면, 연습을 중단하고, 5~10분간 얼음찜질을 하는 것이 좋다. 이것은 수포 형성을 막아준다. 그 부위 위에 더 심한 자극이 가해지지 않도록 하기 위해, 반창고나 테이프를 붙일 수도 있다.

매끄럽게 테이핑하기 (Smoothing as You Go)

테이핑할 때 중요하게 고려해야 하는 하나의 사항으로는, 각 스트립을 찢은 후 피부/프리랩(pre-wrap)에 테이프를 매끄럽게 적용하는 것이다. 이것은 피부표면에 테이프를 잘 적응하게 만드는 방법이다. 만약 이것이 적절하게 적용되지 못하면, 테이프에 주름이 생기게 되고, 만약 주름이 너무 과도하게 잡히면, 수포를 발생시킬 수 있다. 이것은 테이프에 주름이 조금도 생겨서는 안 된다는 의미는 아니다. 어느 누구라도 테이프를 적용할 때는 어느 정도 주름을 만들기 때문에, 이것의 목적은 주름의 크기를 가능하면 작게 만들고, 또 주름의 양도 적게 하는 것이다. 테이프를 매끄럽게 적용하고 주름을 최소화함으로써, 전반적인 테이핑의 모양을 좋게 만들어야 한다. 이것은 운동선수에게 자신감을 심어주는데 도움을 줄 것이다.

위에 기술된 테이프 찢기의 단계를 완전하게 수행할 수 있을 때는, 매끄럽게 테이핑하는 것이 테이프 시술자에게 두 번째로 중요하다. 몇 초 동안 마음을 가다듬은 후, 우성 손으로 테이프 롤을 잡는다. 양손의 엄지와 집게손가락으로 테이프를 찢는다. 이때 비우성 손의 나머지 3개의 손가락은 아무런 작용을 하지 않는다. 그러나 테이핑할 때 이들 손가락이 중요한 역할을 한다. 왜냐하면, 나머지 3손가락으로 찢어낸 테이프의 모양을 가다듬어야, 테이프를 매끄럽게 적용할 수 있기 때문이다. 이런 동작을 여러번 연습해 본다. 일단 테이프를 찢은 후, 3개의 손가락으로 테이프를 매끄럽게 만든다. 테이프의 상태를 좋게 만들기 위해서는 많은 연습이 필요하다. 빠르고, 효율적인 테이프 시술자는 게임이나 연습 때처럼, 테이핑할 시간이 부족할 때 이런 기법을 이용할 것이다.

테이프 조작과 신체 각도 (Tape Manipulation and Body Angles)

적용되는 신체 부위에 따라, 테이프 시술자들이 알아야 하는 독특한 선과 신체 각도가 있다. 이것은 발목과 손목관절에서 더욱 그러하다. 비탄력 테이프를 원하는 부위에 적용하고, 주름이 잡히기 전에 그 테이프를 조작한다. 신체의 선과 각도에 대해 아는 것은 테이프 시술자로서 여러분께 도움을 줄 것이다. 그림 2-10과 그림 2-11은 신체 각도의 예를 보여주고 있다.

테이프의 장력 (Tape Tension)

적당한 테이프 장력의 적용은 성공적인 모든 테이핑 절차에 있어 매우 중요한 역할을 한다. 만약 장력이 너무 강하면, 테이핑이 너무 타이트하게 되고, 만약 장력이 충분하지 못하면, 테이핑이 느슨하게 될 것이다. 그래서 얼마 만큼의 장력을 적용해야

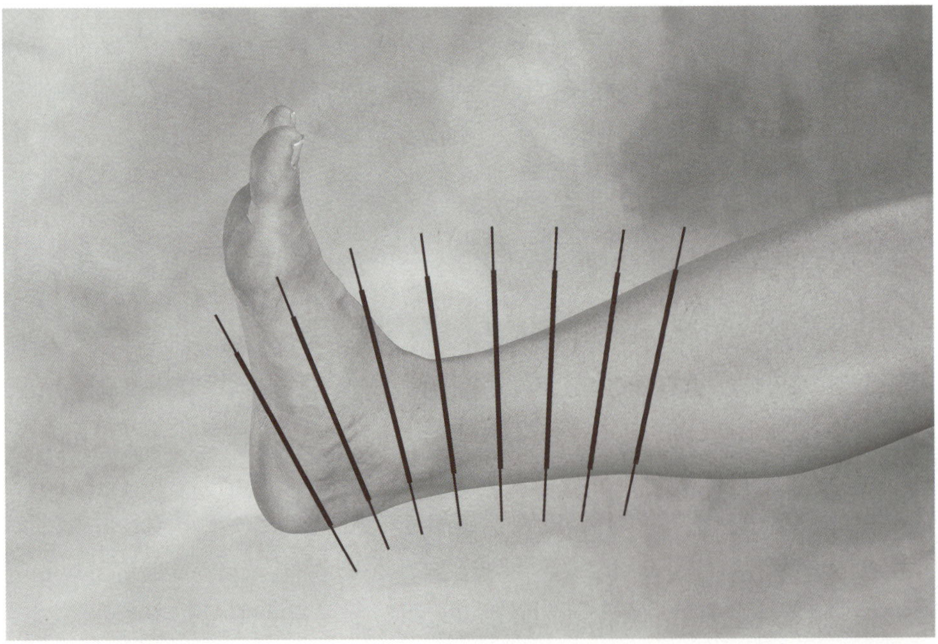

그림 2-10 신체 각도의 예.

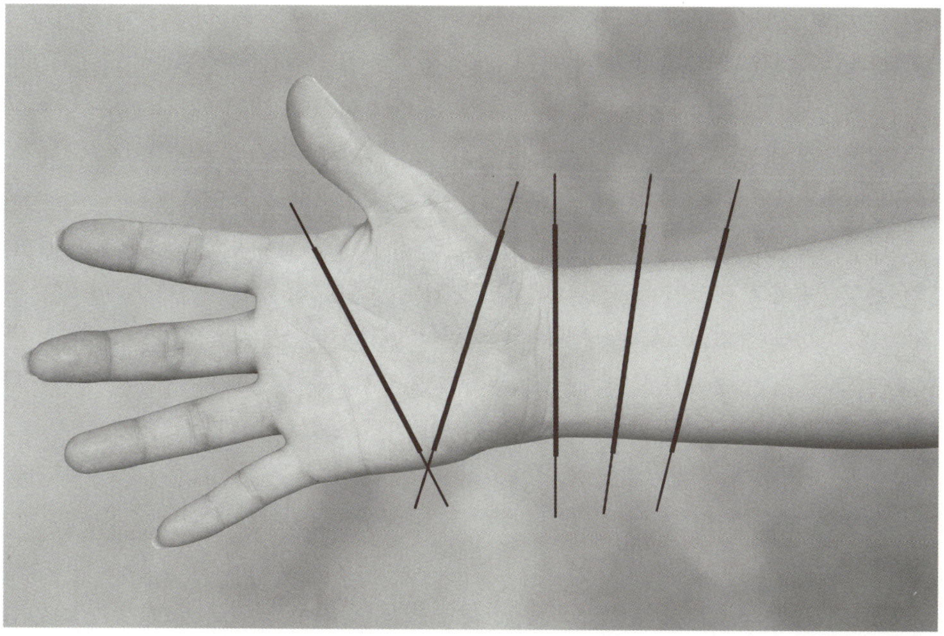

그림 2-11 신체 각도의 예.

하는지를 아는 것이 중요하다. 그러나 적정 장력이 얼마인지에 대한 정답은 없다. 테이핑 장력에 대한 해답은 수많은 테이핑 절차를 수행했을 때만 알 수 있다. 테이프 시술자는 지속적인 연습을 통해, 테이핑할 때 적용되는 장력의 적정량을 알 수 있게 될 것이다. 테이핑을 처음 배울 때, 테이핑하는 사람으로부터 피드백을 구하는 것이 유익하다. 이것은 미래의 테이핑 절차에 있어, 적절한 장력을 발달시키는데 도움을 줄 것이다.

테이프 제거 (Removing Tape)

테이핑 절차가 자신의 목적을 이룬 후에는, 테이프를 제거해야 한다. 테이프를 제거하는 방법은 무수히 많다. 가장 일반적인 방법은 특수 붕대 가위나 Cramer Shark와

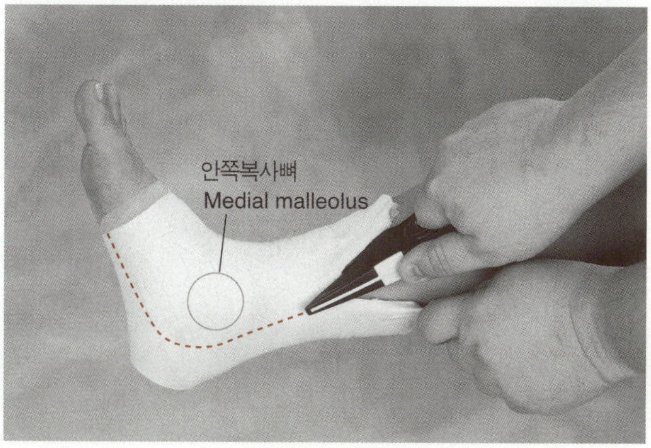

그림 2-12 발목의 테이프를 제거하기

같은 테이프 커터 도구를 사용하는 것이다. 테이프를 제거할 때는, 손상이 일어나지 않도록 하기 위해, 항상 위쪽에서부터 시작하고, 그 다음, 아래쪽으로 진행한다(몸통에서부터). 발목과 같은 특별한 부위에서는, 위쪽의 안쪽면에서부터 시작한 후, 안쪽 복사뼈의 뒤쪽으로 진행한다. 그리고 발고리(족궁)를 지난 후, 발가락 쪽으로 향한다(그림 2-12 참고).

피부로부터 테이프를 벗겨 내고자 할 때, 한 손은 테이프를 아랫방향으로 당기고, 다른 손은 테이프 바로 위쪽 부위의 피부를 압박한다(그림 2-13 참고). 항상 테이프를 지면 쪽으로 당겨야 하는데, 그 이유는 털이 그 방향으로 누워 있기 때문이다. 만약 반대 방향으로 테이프를 벗기면, 통증이 발생할 수 있다. 그러나 통증을 발생시키지 않는 털 위의 테이프를 제거할 때는 이런 방법도 가능하다.

테이프 제거용액이 테이프를 제거한 이후에 그대로 남아 있는 테이프의 찌꺼기를 제거하는데 도움을 줄 수 있다. 이 제품으로는, 에어졸 스프레이캔, 개별 와이프, 그리고 갤런 등이다.

매우 중요한 사항으로서, 만약 피부의 상처로 인해 피부의 맨 윗층이 벗겨질 위험이 있을 때는, 절대로 테이프를 빠르게 제거해서는 안된다.

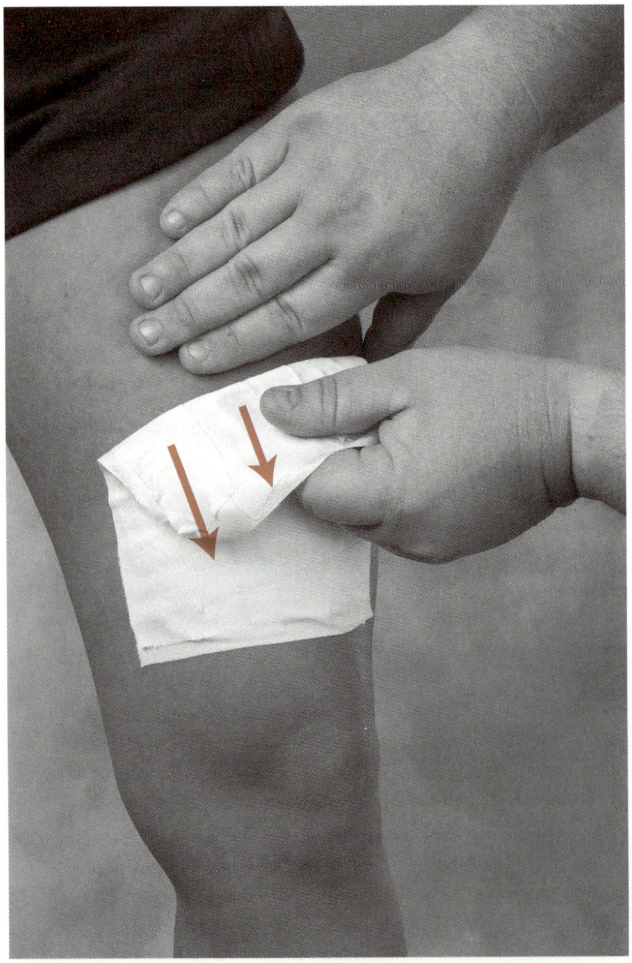

그림 2-13 피부로부터 테이프를 벗겨 내기.

해부학: 피부 밑에 있는 조직들을 안다(Anatomy: Knowing What is Underneath)

테이핑을 적용하는 사람들은 그들이 어떤 종류의 테이핑을 하고 있는지 그리고 왜 하는지를 아는 것이 매우 중요하다. 이것은 테이핑 절차가 기능적이라는 것을 보장하는데 도움을 준다. 특정 해부학적 구조물이 약하거나 손상되거나, 그리고 지지가 필요하다는 몇몇 이유 때문에, 테이핑 절차를 수행한다. 좋은 테이프 시술자라면, 해부학적 지식을 통해 그가 수행하는 테이핑이 무엇인지, 어떤 부위에 테이핑해야 하는지, 그리고 어떤 기능인지를 정확하게 알 수 있다. 예를 들어, 아킬레스힘줄 손상을 가진 운동선수들이 테이핑을 받아야 한다고 가정해 보자. 해부학적 지식이 없는 일반 사람들은 테이핑을 발 두덩에서부터 종아리근의 힘살까지 적용하는 이유를 알지 못한다. 이런 경우의 일반적인 실수는 테이핑을 너무 낮은 종아리 부위까지만 적용하는 것인데, 이렇게 되면 아킬레스힘줄에 생체역학적 지지를 충분하게 제공할 수 없게 된다.

기본적인 테이프 스트립 (Basic Tape Strips)

다음 장들에서 기술되는 테이핑과 랩핑의 수행 방법을 배우기 앞서, 기본적인 테이프 스트립을 먼저 배워야 한다. "테이핑 절차"를 "집 짓는 과정"이라고 생각해 보자. 먼저 집 짓는 기반을 다지기 위해 적절한 기본 스트립을 적용하고, 그 다음, 집의 골조에 해당하는 주요 지지성 스트립을 적용한다. 그리고 끝으로, 테이핑을 보기 좋게 하기 위해, 수포를 발생시킬 수 있는 구멍을 덮기 위해, 그리고 테이핑 절차에 구조물을 첨가하기 위해 덮개 스트립(cover strips) 혹은 "미관용 스트립"을 추가한다.

먼저 기본적인 스트립에 대해 이야기해 보자. 이런 기본적인 스트립을 **앵커 스트립**(anchor strips)이라고 부르는데, 이것은 테이핑 절차의 첫 번째 스트립으로써, 대부분의 스트립이 시작하고 끝나는 부위에 적용한다.

다음 종류의 스트립은 **지지성 스트립**(support strips)이다. 이들 스트립은 그들의 이름이 내포하고 있듯이, 구조물을 지지해 주는 스트립이다. 대부분의 테이핑 절차들이 이들 스트립에 속한다. 이들 스트립은 실제 구조물의 지지를 돕기 위해, 인대이나 힘줄 등에 부가적인 지지를 해 주는 것이다.

마지막 종류의 스트립은 **폐쇄성 스트립**(closure strips)이다. 이들 스트립들은 효율적으로 테이핑 절차를 잠근다. 대개 이들 스트립은 최종적으로 적용되는 스트립이다. 이들 스트립들은 느슨한 테이프 끝부분을 단단하게 고정하고, 테이핑 절차를 보기 좋게 만든다.

대부분의 일반적인 스트립 이외에, 테이프 시술자는 다른 종류의 스트립이 있음을 알아야 한다. 그 첫 번째가 **스피카** 스트립이다(그림 2-14 참고). 기본적으로 "스피카(spica)"라는 용어는 작은 신체부위를 큰 신체부위에 테이핑하거나 랩핑한다는 의미이다. 엄지를 테이핑하는 경우가 좋은 예이다; 엄지 바닥을 둘러싸고 있는 하나의 고리와 손목을 둘러싸는 또다른 고리. "8자"라는 용어는 대개 "스피카"라는 용어와 관련된다.

몇몇 스트립 절차에 있어, 특정 방향으로 관절 움직임을 제한할 필요가 있는데, 8자형 **체크레인**(check-rein)이 그들의 제한 때문에, 이런 노력에 유용하다. 체크레인의

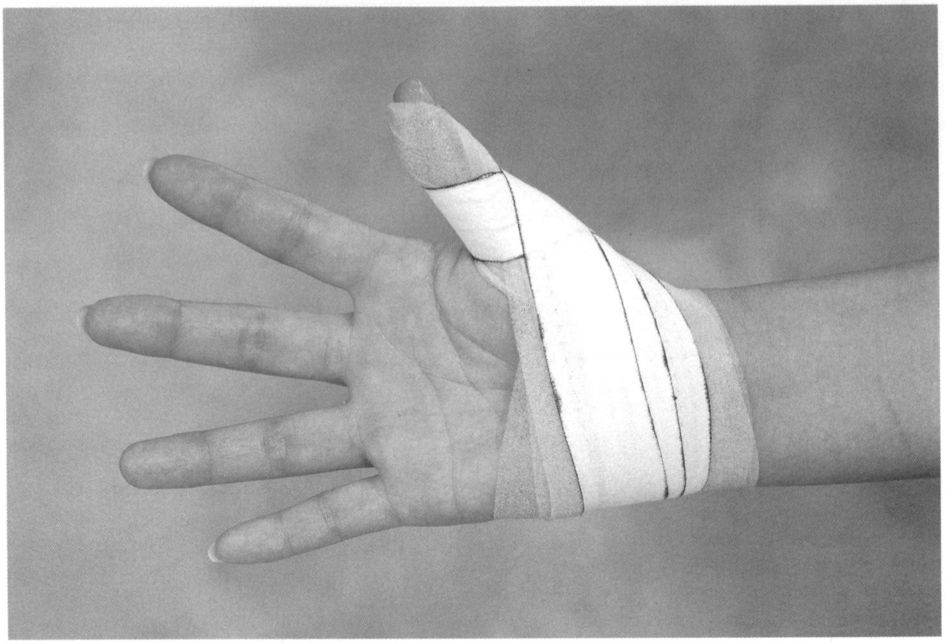

그림 2-14 스피카(spica) 스트립.

한 예로써, 엄지의 바닥과 집게손가락의 바닥을 연결하는 테이핑이다(그림 2-15 참고). 이것은 더 심한 손상이나 통증을 일으킬 수 있는 특정 방향으로 엄지가 굽혀지는 것을 제한하거나 막아준다.

보다른 유용한 스트립의 종류로는 **부채꼴 스트립**(그림 2-16 참고)이 있다. 이것은 실제로 여러 개의 개별 스트립들이 "부채꼴"이나 "X"로 중첩되는 형태이다. 이것은 관절움직임을 제한할 목적으로 사용된다는 점에서 체크레인과 비슷하다. 지나친 관

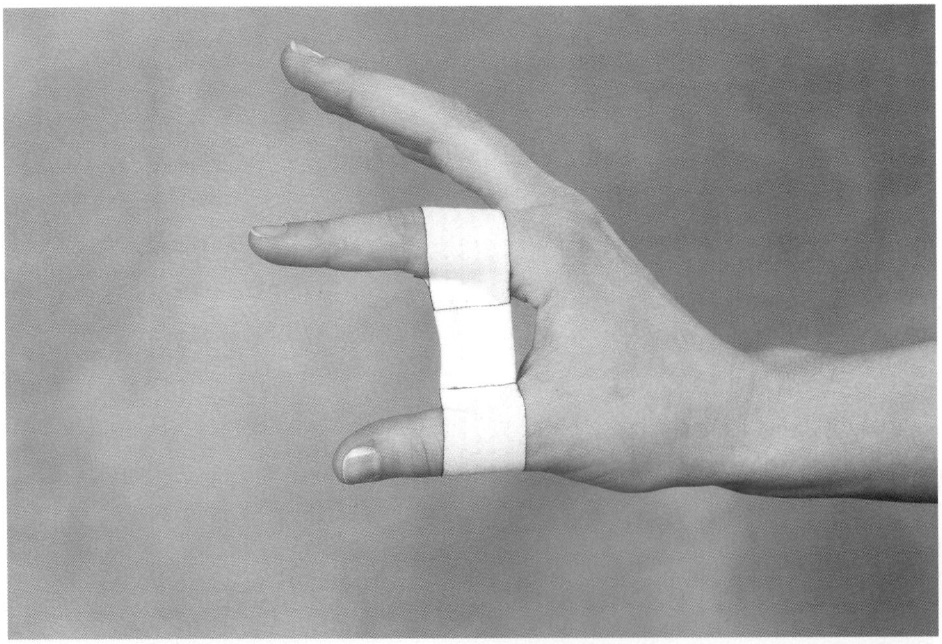

그림 2-15 체크레인(check-rein).

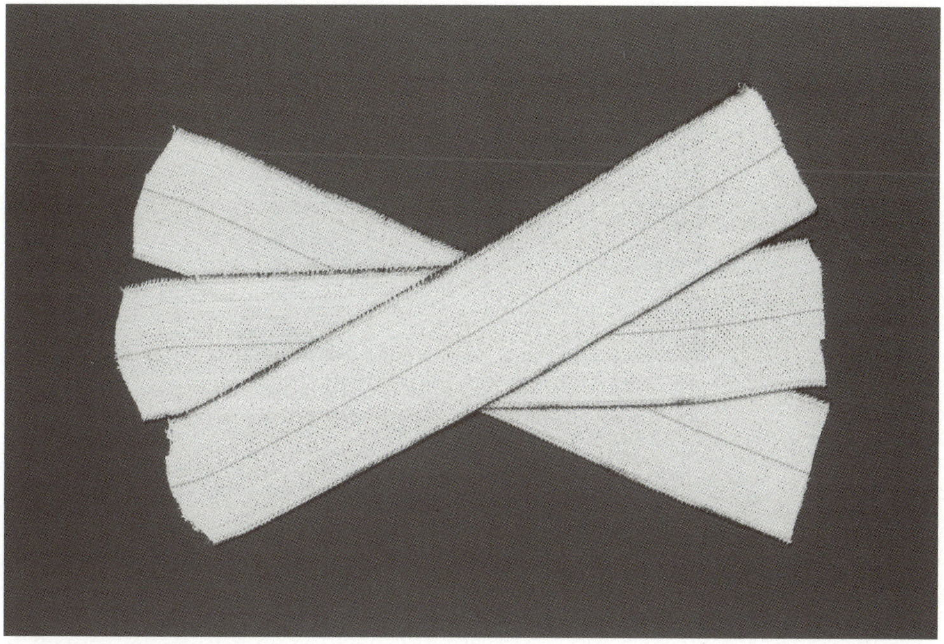

그림 2-16 부채꼴 스트립.

절의 폄을 제한하기 위해, 젖힘 테이핑 절차에 부채꼴 스트립을 적용하는 것이 좋은 예이다.

테이핑할 때의 특별한 고려사항 (Special Considerations when Taping)

환자 협조 (Patient Cooperation)

운동선수/환자는 최상의 테이핑 절차를 달성할 수 있도록 협조해야 한다. 운동선수들은 적절한 자세를 취해야 하고, 절차 동안 그 자세를 유지해야 한다. 만약 운동선수가 집중할 수 없거나 그 자세를 유지할 수 없다면, 테이핑/랩핑 절차가 너무 타이트해질 것이다. 예를 들어, 발목을 테이핑할 때, 운동선수들은 발을 중립위(90° 자세)로 유지하지 않고 이완해야 한다. 항상 이것은 테이핑을 너무 타이트하게 만든다.

환자의 협조와 함께, 환자의 겸손을 보호해야 한다. 민감한 부위를 테이핑이나 랩핑할 때는 조심해야 한다. 필요하다면, 프라이버시를 존중해 주는 공간을 이용해야 한다. 만약 테이프 시술자가 운동선수/환자와 다른 성별의 사람이라면, 밀폐된 시술 공간에 환자와 같은 성별의 사람을 동반하는 것도 필요하다. 또다른 선택방법으로써, 같은 성별의 테이프 시술자로 교체하는 것도 한 방법이다. 다음과 같은 가이드라인을 따르지 않는다면, 성추행과 같은 법적 소송을 당할 수 있다.

알러지 반응 (Allergic Reactions)

어떤 사람들은 접착성 아교물질에 알러지 반응을 보인다(그림 2-17 참고). 이런 경우에는, 여러분은 프리랩을 이용하여, 피부에 직접 테이핑을 하지 않을 수 있다. 또 이런 상황에는 시중에서 판매하는 저알러지 테이프를 이용할 수도 있다. 테이핑 주위나 테이프의 밑부분에서 두드러기/가려움증이 발생하기 시작하면, 테이프를 즉각 제거하고, Benadryl과 같은 항히스타민성 크림을 그 피부 위에 발라주어야 한다.

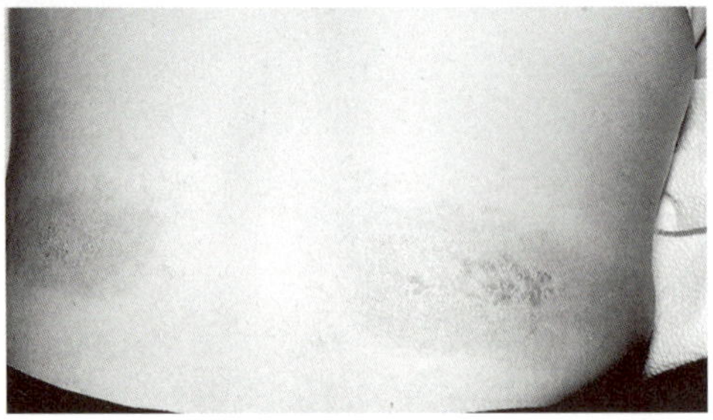

그림 2-17 어떤 사람들은 테이프의 아교 물질에 알러지 반응을 보인다.

테이프 화상과 수포 (Tape Burns and Blisters)

가끔 테이핑이 피부에 마찰성 상처/수포를 일으킬 수 있다. 가장 흔한 원인은 테이핑을 너무 타이트하게 한 경우, 테이프나 랩을 한 층만 한 경우, 그리고 주름이 많이 잡힌 테이핑 등이다. 이들 상태의 대부분은 발꿈치 패드와 레이스 패드로 예방될 수 있고, 발/발목과 같이 마찰이 많이 일어나는 부위에는 피부 윤활제(바세린 튜브)를 사용하여 예방할 수 있다(그림 2-18 참고). 발꿈치 패드와 레이스 패드의 사용은 테이핑으로 인한 화상이나 수포의 발생을 현저하게 줄일 수 있다.

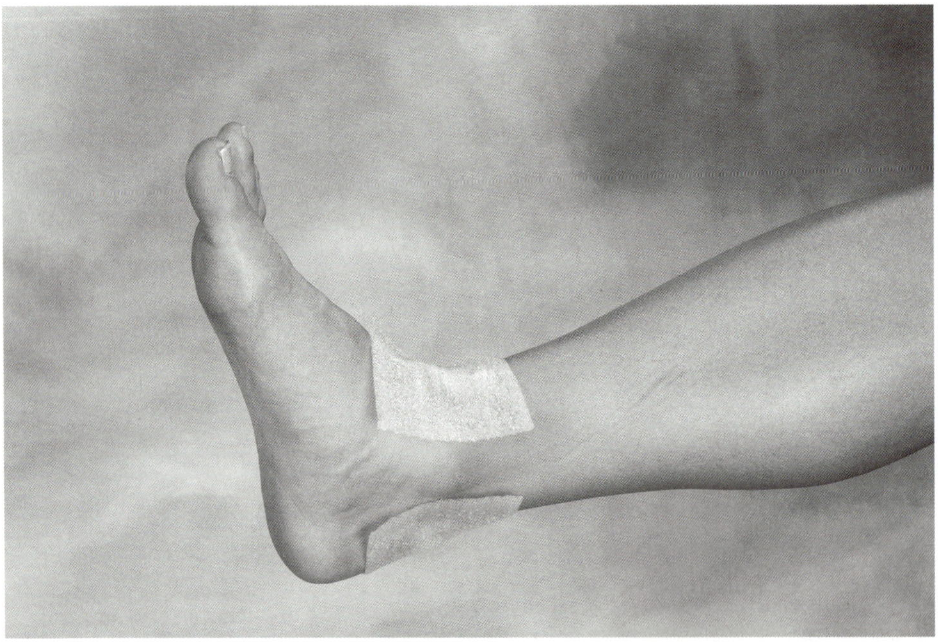

그림 2-18 발꿈치 패드와 레이스 패드.

마찰성 피부 상처/수포가 발생하면, 비눗물로 그 부위를 깨끗이 씻고, 연고를 발라주어야 한다. 그리고 그 부위를 보존하기 위해 반창고를 붙일 수도 있다. 만약 수포가 터지지 않았다면, 수포가 터지지 않도록 유지시켜야 한다. 새로운 피부가 덜 민감해질 때까지 수포(죽은 세포)를 터뜨려서는 안 된다. 그러나 수포가 터졌다면, 죽은 피부세포의 찌꺼기를 제거해야 한다. 만약 이런 찌꺼기를 제거하지 않으면, 이것이 새로운 피부에 마찰을 가해 통증을 일으키고, 다른 수포를 형성시킬 수 있다.

화상과 수포는 쉽게 감염될 수 있다. 그래서 이들 부위를 매일 씻고 드레싱 해 주어야 한다. 열, 오한, 발적, 통증, 부종, 붉은 줄무늬 혹은 농형성 등과 같은 감염의 징후와 증상들을 잘 살펴보아야 한다. 만약 이들 증상이나 징후가 나타나면, 즉각 의사에게 의뢰해야 한다.

피부에 직접 적용하는 테이핑과 프리랩의 적용 (Straight to Skin Versus Prewrap)

기능적 문제와 관련이 없다면, 프리랩하는 것보다 피부에 직접 테이핑하는 것이 더 선호된다. 피부에 직접 테이핑하면, 지지가 높아진다. 만약 프리랩을 사용하면, 테이프와 피부 사이에 하나의 층이 생기게 된다. 운동선수들이 코트나 운동장에서 활동을 할 때 땀을 흘리게 되는데, 10-15분의 운동 후에는 프리랩이 땀을 흡수하게 되고, 이로 인해 프리랩이 피부로부터 미끄러지게 된다. 테이핑 절차로 최대의 효과를 얻으려고 할 때, 이런 효과는 바람직하지 못하다.

프리랩의 적용이 인기가 있는 이유는 사람들이 피부에 직접 테이핑하는 것을 좋아하지 않기 때문이다. 그들은 테이핑할 부위의 털을 제거하기 싫어한다. 또한 피부의 테이핑 적용은 테이프 찌꺼기를 남게 만들어, 그들을 제거하는데 많은 시간이 소요된다.

테이핑과 브레이싱 (Taping Versus Bracing)

테이핑이 좋은가 아니면 브레이싱이 더 좋은가? 기능적인 면에서 볼 때 기술적으로 이들 둘 사이에는 큰 차이가 없다. 몇몇 연구들이 이루어졌고, 손상 예방의 입장에서 볼 때 그들 사이에서 뚜렷한 차이를 발견하지 못했다. 그들 연구는 거의 실용성에 초점을 맞추고 있다. 테이핑대 랩핑일 때가 더 실용적인가 아니면 반대일 때 더 실용적인가? 테이핑과 브레이싱 모두는 장점과 단점을 가지고 있는데, 표 2-1이 이들의 일반적인 장점과 단점을 보여주고 있다.

표 2-1 테이핑과 브레이싱의 장점과 단점

	일반적인 장점	일반적인 단점
테이핑	맞춤형이 없다. 단기간 적용하게 되면 비용이 적게 든다.	장기간 적용할 때 비용이 더 많이 들 수 있다. 브레이스와 달리, 다시 타이트해 질 수 없다.
브레이싱	장기간 적용할 때 비용이 적게 든다. 게임/연습하는 동안 타이트해질 수 있다.	대부분은 맞춤을 통해 제작된다. 어떤 운동선수들은 브레이싱을 좋아하지 않는다.

랩핑 (WRAPPING)

탄력 랩의 적용 (Applying an Elastic Wrap)

탄력 랩을 적용할 때, 너무 타이트하게 적용하지 않는 것이 중요하다. 타이트하게 적용하면 혈액순환을 방해하여 통증을 일으킬 수 있다. 탄력 랩을 적용할 때 랩을 절반 정도로 신장하여 적용해야 한다. 랩을 완전히 잡아당겨 랩핑을 하면 랩핑이 너무 타이트해지게 되고, 랩을 충분히 잡아당기지 않으면, 충분한 지지를 없을 수 없을 것이다.

랩을 시작할 때, 시작하는 지점의 모서리에 **"개의 귀"**를 만들어야 한다(그림 2-19 참고). 랩으로 신체 부위를 한 번 둘러 감은 후, 랩의 위쪽 부위(시작 부위)를 아래로 접는다. 그 다음, "개의 귀" 위를 다시 둘러 감싼다. 이것은 랩의 미끄러짐을 최소화하여 랩의 위치를 유지하는데 도움을 줄 것이다.

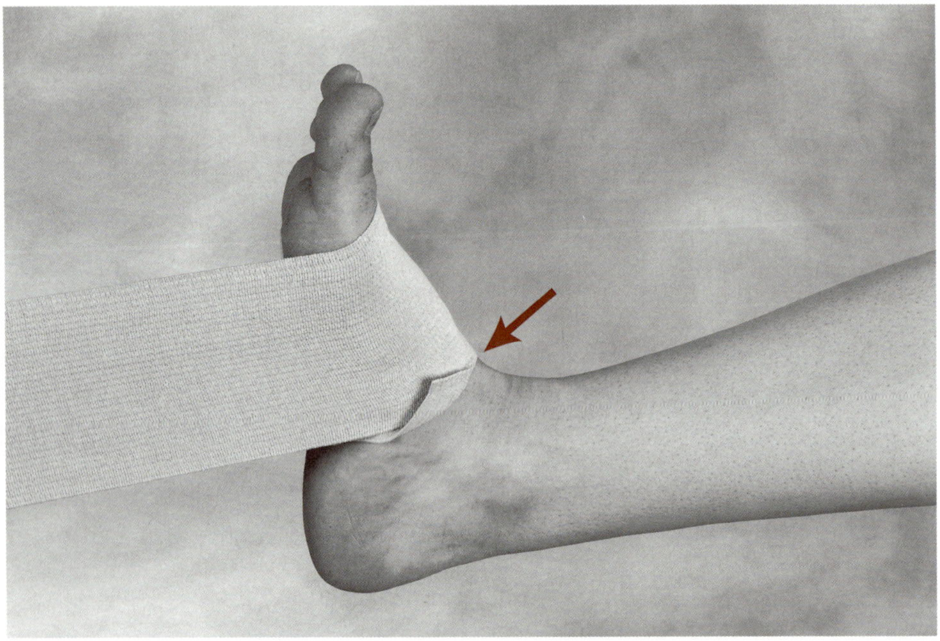

그림 2-19 랩을 제자리에 위치시키기 위해 "개의 귀(dog-ear)" 처럼 만든다.

또한 탄력 랩을 적용할 때, 신체의 아래 부위에서 시작해 신체 위쪽 부위나 몸통 쪽으로 랩핑한다. 기술적인 용어로, **먼쪽**(몸통으로 멀리 떨어진 부위)에서 시작해, **몸쪽**(몸통에 가까운 부위)으로 적용한다는 것이다. 예를 들어, 발목을 랩핑할 때, 발가락 바닥에서 시작한 후, 정강이 쪽으로 랩핑하는 것이다. 이렇게 랩핑하는 이유는 부종을 몸쪽으로 이동시키고자 하는 것이다. 만약 랩핑을 위쪽에서부터 시작하면 랩핑이 너무 타이트해질 수 있고, 부종이 랩핑 아래쪽에 축적될 수 있다. 이런 방법은 부종을 몸쪽으로 이동시키려는 목적에 반대되는 경우이다. 탄력 랩의 시작 부위를 안다는 것은 **급성 손상**(2주 미만) 부위를 랩핑할 때 특히 중요하다.

랩을 적용한 이후에는, 가볍고, 접착력이 있는 탄력 테이프로 한번 더 감싸 준다.

Powerflex와 같은 가볍고 비접착성 테이프를 사용하지 않는데, 그 이유는 게임/연습 동안 랩이 흘러내려갈 수 있기 때문이다. 그래서 접착성 탄력 테이프가 랩을 고정하기에 더 좋다. 랩을 신체 아래 부위에서 시작해 신체 위쪽으로 적용해 보자. 이 테이프는 근육이나 랩핑되는 해부학적 구조물에 부가적인 지지를 제공해 준다. 그리고 가벼운 탄력 테이프의 끝 부위에 비탄력 테이프의 스트립을 적용해 주는 것도 좋은 방법이다. 이런 방법은 앵커 테이핑을 하지 않았을 때 쉽게 일어날 수 있는 가벼운 탄력 테이프의 풀어짐을 막아 준다.

랩핑 팁 (Wrapping Tips)

만약 탄력 랩이 운동을 하는 동안 흘러 내려갈 것 같으면, 랩핑을 적용하기 전에 피부 위에 스프레이 테이프 고착제(이것은 랩핑을 유지하는데 상당한 도움을 준다)를 뿌려 주는 것이 좋다. 그리고 spandex/lycra와 같은 종류의 물질 위에 랩핑을 하면, 거의 틀림없이 랩이 흘러 내릴 수 있음을 명심해야 한다. 이상적인 랩핑은 피부 위에 직접 랩핑하는 것이다.

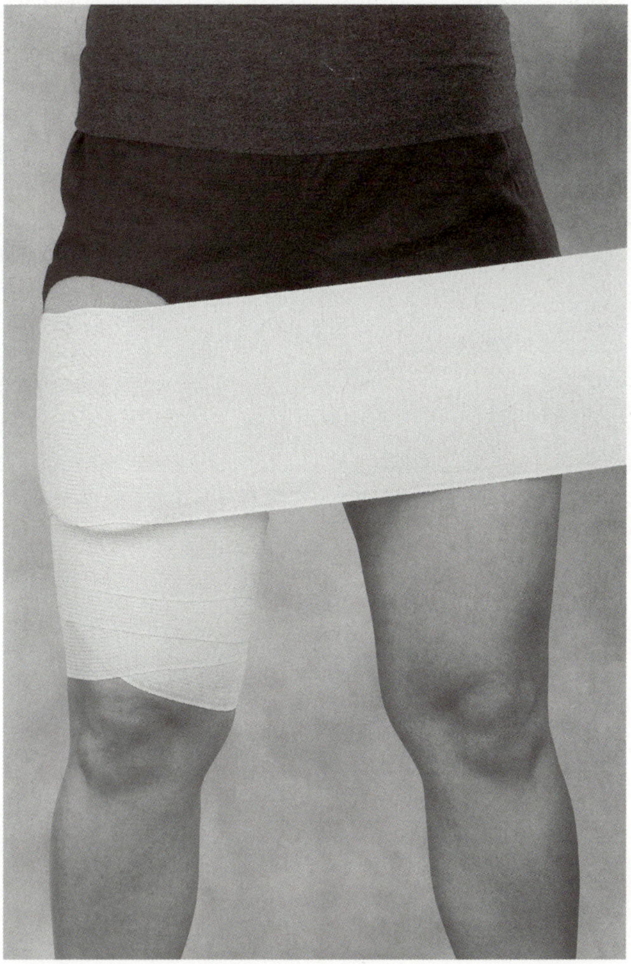

그림 2-20 저밀도 패딩.

랩핑할 때의 특별한 고려사항 (Special Considerations when Wrapping)

패딩과 탄력 랩의 이용 (Using Padding with Elastic Wraps)

근육 손상(근조직의 신장이나 열상)에 탄력 랩을 사용할 때, 가끔 탄력 랩 밑에 저밀도 패딩을 착용하는 것이 도움을 줄 수 있다(그림 2-20 참고). 저밀도 패딩의 사용은 손상 부위에 가해지는 압박을 감소시키고, 통증을 줄일 수 있다. 부종으로 인한 불편감이나 손상 부위의 압통 때문에, 손상 후 2-3일 동안 패딩을 적용할 수 있다.

급성 손상시 저밀도 패딩을 사용하면, 부종을 통제하고 예방할 수도 있다(그림 2-21 참고). 저밀도 패딩의 적용은 관절의 부종을 감소시킬 수 있다. 관절에 축적된 부종은 운동선수의 유연성을 감소시켜, 치유의 속도를 지연시킨다. 또한 부종은 손상 부위로 향하는 혈액 순환을 방해하여, 2차적인 조직손상을 초래할 수 있다. 부종의 예방은 매우 중요하다.

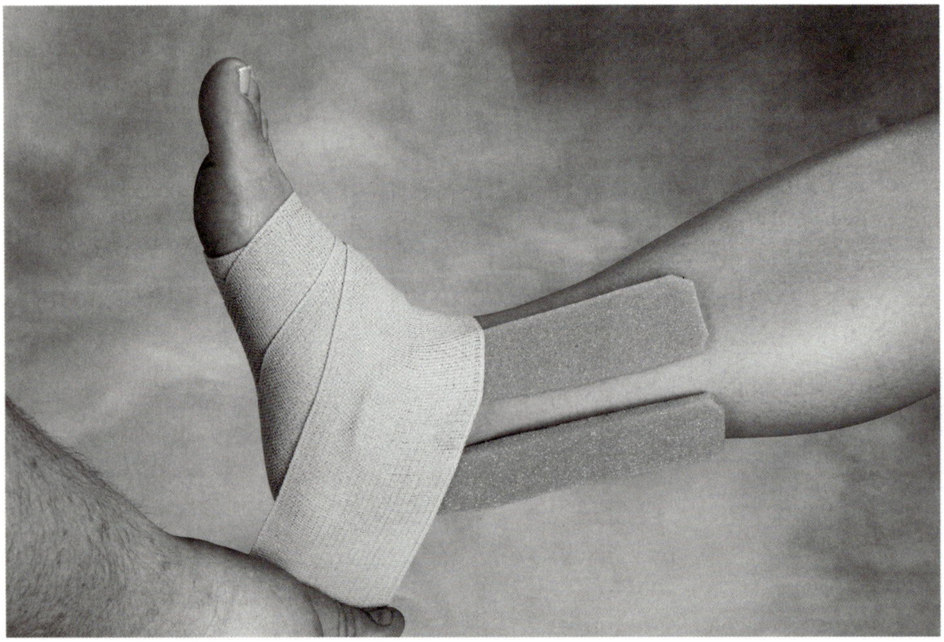

그림 2-21 급성 손상시 저밀도 패딩을 사용하면, 부종을 통제하고 예방할 수 있다.

제 3 장 기본적인 손상과 상처관리 (Basic Injury and Wound Care)

학습목표

- 손상과정을 설명한다.
- 손상에 대한 적절한 치료를 설명한다.
- 자주 발생하는 손상과 상처의 유형을 확인한다.
- 상처의 청결과 드레싱에 필요한 기술들을 알려준다.
- 손상과 상처관리의 용어들을 정의한다.

손상과정 (The Injury Process)

손상 이후에 무슨 일이 일어나는지를 아는 것이 중요하다. 손상 과정은 복잡하고, 3개의 단계로 이루어진다. 손상의 3단계를 집의 화재와 비교하면 쉽게 이해할 수 있다. 첫 단계는 집의 화재나 파괴와 닮았다. 두 번째 단계는 파손된 물건을 제거하고 파괴된 구조물을 재건축하는 과정이다. 마지막 단계는 재건축의 최종 마무리 단계로 간주될 수 있고, 원래 상태로 돌아가는 과정이다.

첫 번째 단계인 **염증단계**는 손상 직후에 일어나서, 48~72시간 지속된다. 이 단계에서는 신체가 손상에 반응하는 단계로써, 손상 부위에 부종이 일어날 수 있다(그림 3-1 참고). 손상의 초기에는, 손상 지점의 주위 혈관이 **수축**(혈관직경이 작아진다)을 한다. 이런 현상은 혈액의 흐름을 느리게 만들어 혈병의 형성을 지연시킨다. 그러나 몇 분이 지나면, 혈관이 **확장**되어, 손상 부위로 가는 혈액의 흐름이 좋아진다. 이 단계에서 대부분의 부종이 일어난다.

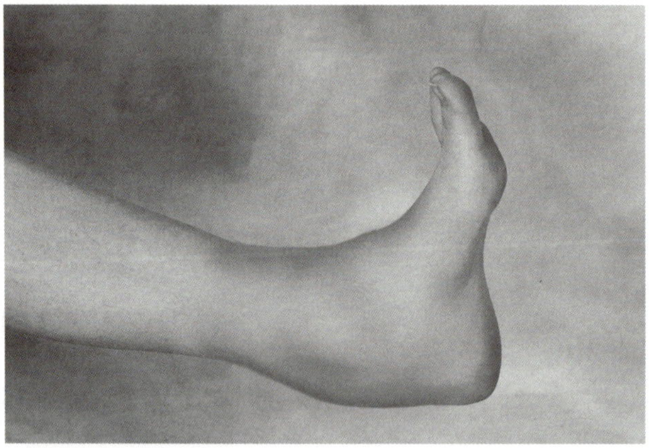

그림 3-1 발목의 부종.

다음 단계인, **회복 단계**는 손상 후 약 48~72시간 이후에 시작하고 약 3~4주간(약 1개월) 지속된다. 이 단계에서는 반흔조직이 형성되어 다음 단계를 위한 토대를 만든다.

세 번째이자 마지막 단계인, **리모델링 단계**는 손상 후 1개월 이후에 시작하여 몇 개월 혹은 1년 이상 지속될 수 있다. 이 단계에서는, 손상된 조직을 대체하기 위해 반흔조직을 리모델링한다.

손상의 치료 (Treating Injuries)

손상을 치료할 때, 손상이 **급성**(최근 손상, 2주 미만)인지 **만성**(오래된 손상으로 2주 이상)인지를 아는 것이 중요하다. 만약 손상이 급성이라면 아래에 설명된 RICE(안정, 냉치료, 압박, 거상) 방법을 따르는 것이 중요하다. 만약 손상이 만성이라면, RICE 방법을 하지 말아야 한다.

급성 손상이 있으면 적어도 48~72시간 동안에는 RICE 방법을 적용하는 것이 중요하다. 이것은 손상과정의 염증단계 시기와 동일하다. 이 단계 동안에는 더 심한 손상이나 부종이 일어나지 않도록, 그 손상 부위를 안정시키는 것이 중요하다. 그리고 이 단계에서 기억해야 할 것은 초기에는 혈관이 수축하지만, 몇 분이 지나면 혈관이 확장된다는 것이다. 장시간 동안 혈관이 수축하면, 혈병을 형성하는데 시간이 더 소요되고, 혈액의 누출을 막을 수 있다. 피부에 냉을 적용하면, 이론적으로 피부 아래에 있는 혈관이 수축하게 되어, 그 부위로의 혈액순환이 제한된다. 이것은 부가적인 부종의 축적을 막아주는데 도움을 준다. 냉치료는 15~20분 간만 적용해야 한다. 만약 더 이상 냉을 적용하면 혈관이 확장되기 때문이다. 일반적으로 신체는 자신에게 좋은 의미로써 부종을 만든다. 냉치료는 부종을 최소화하고, 동시에 통증을 억제함으로써 이런 과정을 극복하는데 도움을 준다. 압박은 탄력 랩의 형태로 손상 부위에 적용될 수 있다. 압박을 적용함으로써, 손상 부위 밖으로 부종을 밀어내고, 또 부종이 다시 생기지 않도록 한다. 거상과 함께 냉치료와 압박을 적용함으로써, 급성 손상을 위한 이상적인 치료를 적용한다(그림 3-2 참고). 거상은 부종 감소를 위해 중력을 이용하는 방법이다. 적절한 거상의 방법은 손상 부위를 심장 보다 높게 위치시키는 것이다. 예를 들어, 발목의 손상을 입은 운동선수들은 발목을 심장보다 높게 하기 위해 발목 아래에 베개를 받쳐 놓고 누운 자세를 취한다. RICE 방법은 부종을 감소시키고 예방하는데 매우 효율적인 방법이다. 또 중요한 사항으로서, 열의 적용은 더 심한 부종을 일으킬 수 있기 때문에 손상 후 몇 3~4일 동안에는 적용하지 않아야 한다. 그리고 열 적용은 치유 과정을 더디게 만든다.

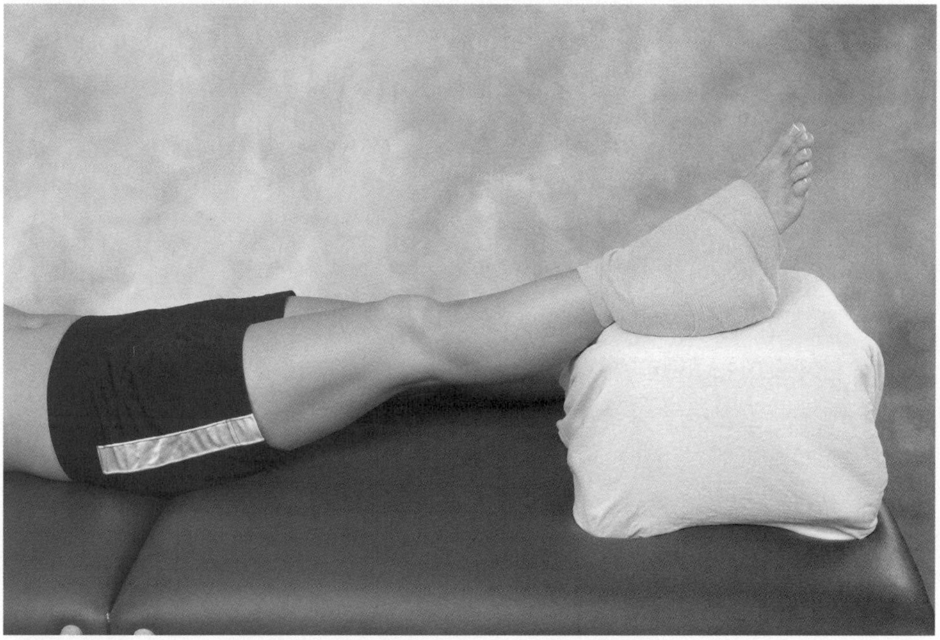

그림 3-2 급성 손상이 있을 때는, RICE 방법을 이용하는 것이 중요하다.

만성 손상을 다룰 때, 치료로서 열을 선택하는 것이 좋다. 만성 손상은 2주 이상된 오래된 손상으로써, 부종의 제거가 주된 목표이다. 신체는 열에 반응하여 혈관을 확장한다. 이런 혈관의 확장은 손상 부위로 혈액의 흐름을 증가시켜, 치유속도를 향상시킨다. 그러므로 하루에 몇 번씩 15~20분 동안 손상부위에 열을 적용하면, 손상의 치유 속도가 빨라진다.

가장 흔한 폐쇄성 손상과 상처의 종류 (The Most Common Types of Closed Injuries and Wounds)

염좌(sprain): 인대나 관절주머니의 손상
좌상(strain): 근육이나 힘줄의 손상
타박상(contusion): 근육과 연부조직의 압박 손상
힘줄염(tendonitis): 힘줄의 염증
찰과상(abrasion): 마찰에 의해 피부의 표층 화상. "딸기모양"
열상(laceration):무딘 물체에 의해 불규칙하게 절단되거나 찔린 손상
절상(incision): 날카로운 물체에 의해 일자형태로 절단된 손상

개방성 상처의 치료 (Treating Open Wounds)

작은 상처의 경우는 비눗물로 상처 부위를 깨끗이 씻어내는 것이 매우 좋다. 만약 과산화수소를 이용할 수 있다면, 상처 부위에 발라줄 수 있다. 과산화수소는 거품발생 속성을 가지고 있어, 상처 부위에 거품을 발생시킨다. 이런 거품 현상은 상처 부위를 깨끗이 할 수 있도록 찌꺼기의 제거에 도움을 준다. 그 다음, 상처 부위를 건조시킨 후, 산화아연이나 항세균성 연고와 같은 물질을 상처 부위에 적용해야 한다. 그런 다음, 거즈와 같은, 항균 드레싱으로 상처 부위를 덮는다. 그리고 롤 거즈나 탄력 랩을 이용해 드레싱 부위가 제자리에 위치되도록 만든다. 매일 드레싱을 교환하고 상처 부위를 깨끗이 씻는다. 그리고 감염의 징후와 증상이 있는지를 관찰한다(2장 참고).

큰 상처의 경우는 가능하면 즉시 의사의 처치를 반도록 한다. 중요한 것은 의사를 만나기 전까지 출혈을 억제하고 쇼크의 위험을 줄이는 것이다. 출혈은 대개 상처 부위를 직접 압박하는 지혈을 통해 통제될 수 있다. 그러나 출혈이 계속 지속되면, 신체 부위를 거상시킨 후 압박지점에다 압박을 적용한다. 압박지점은 위팔의 안쪽(위팔동맥)과 위쪽 허벅지의 안쪽(넙다리동맥)에 위치한다. 예를 들어, 손에 출혈성 상처가 있다면, 상처로 가는 혈류의 압력을 줄이기 위해 위팔의 안쪽에 압박을 적용한다. 이런 혈류/압력의 감소는 손상된 혈관에 혈병이 쉽게 생기도록 돕는다. 출혈이 너무 심하다면, 쇼크를 당할 수 있다. 이런 쇼크 사고를 방지하기 위해, 담요을 준비해 체온을 유지시킨다. 다리, 엉덩이, 척추 부위에 손상이 없다면, 환자를 바로 눕힌 후 발을 몸통 보다 높게 들어올린다. 이런 자세는 주요 장기들이 있는 윗 몸통으로 가는 혈액의 대다수를 유지하는데 도움이 된다.

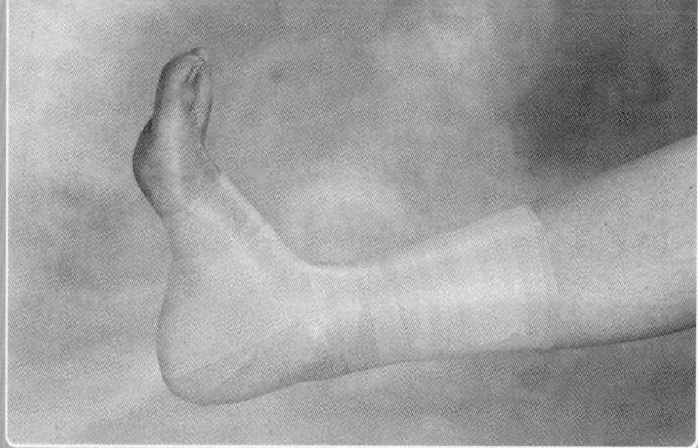

제 Ⅱ 부

다리 부위
(Lower Extremity)

제 4 장 종아리 부위 (Lower Leg)

학습목표

- 종아리 부위의 기본적인 해부학을 다시 확인한다.
- 종아리 부위와 관련된 기본적인 의학용어를 정의한다.
- 종아리 부위에서 자주 일어날 수 있는 손상 기전을 다시 확인한다.
- 흔한 종아리 부위의 손상을 효율적으로 테이핑하고 랩핑한다.

종아리 부위의 해부학 (Lower Leg Anatomy)

근조직 (Musculature)

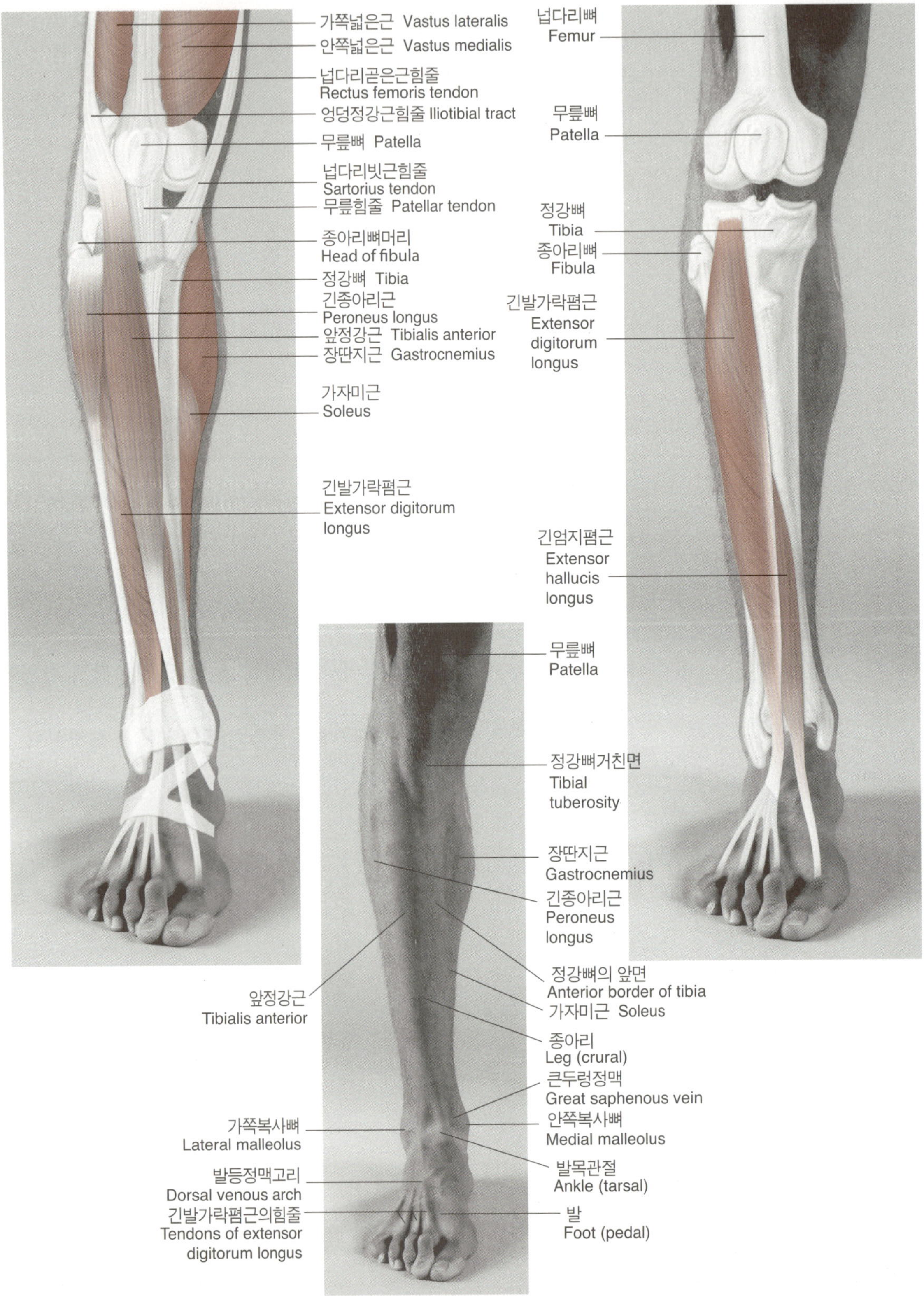

그림 4-1 종아리 표면의 표식점(앞면). 다리의 가층근육의 위치, 속층 근육의 위치, 표면 표식점 (출처: Prekumar K. *The massage connection anatomy and physiology*. Baltimore: Lippincort Williams & Wilkins; 2004).

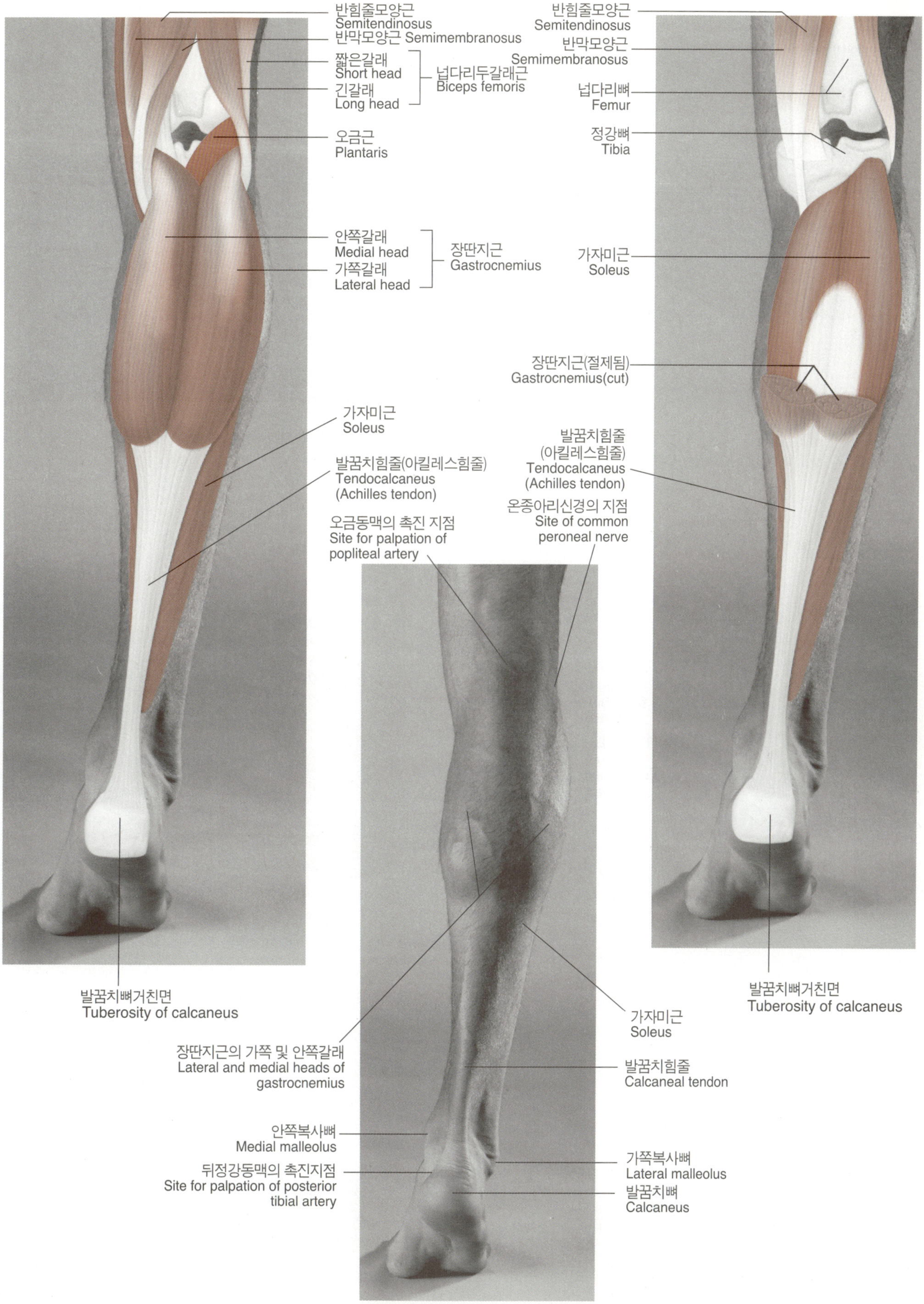

그림 4-2 종아리 표면의 표식점(뒤면). 다리의 가층근육의 위치, 가자미근의 위치, 표면 표식점 (출처: Prekumar K. *The massage connection anatomy and physiology*. Baltimore: Lippincort Williams & Wilkins; 2004).

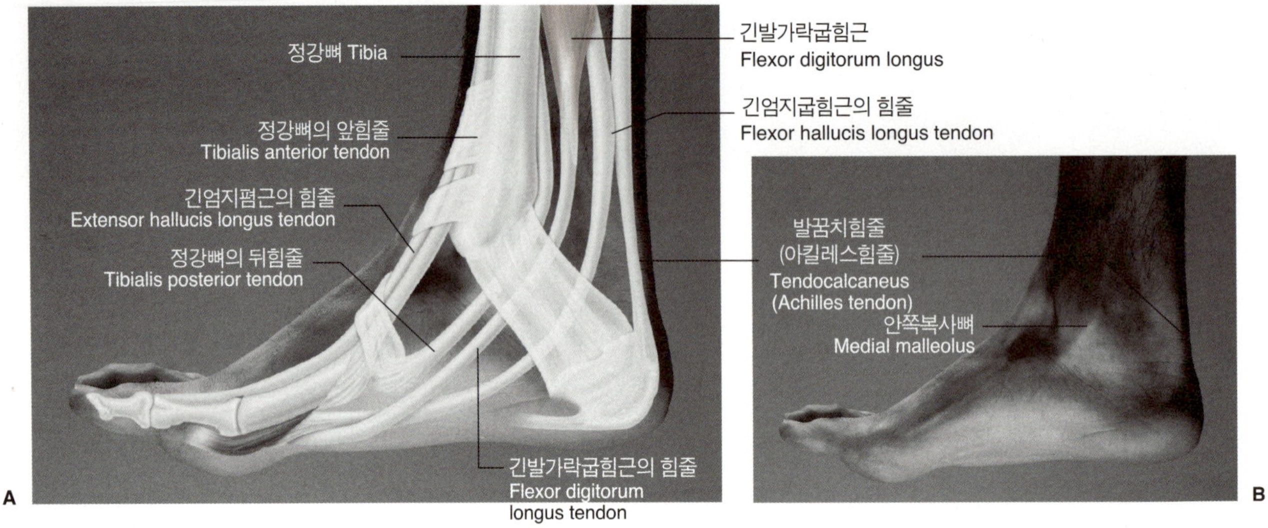

그림 4-3 발등의 힘줄과 혈관. **A.** 발등의 힘줄 위치. **B.** 표면 표식점 (출처: Prekumar K. *The massage connection anatomy and physiology*. Baltimore: Lippincort Williams & Wilkins; 2004).

발목인대 (Ankle Ligaments)

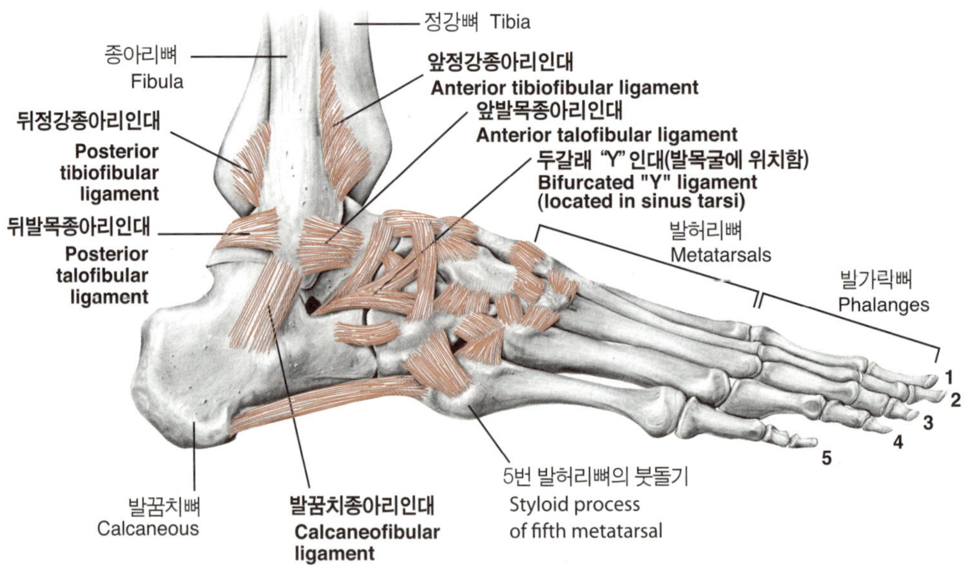

그림 4-4 발목관절의 인대(가쪽면) (출처: Anatomy Chart Co.)

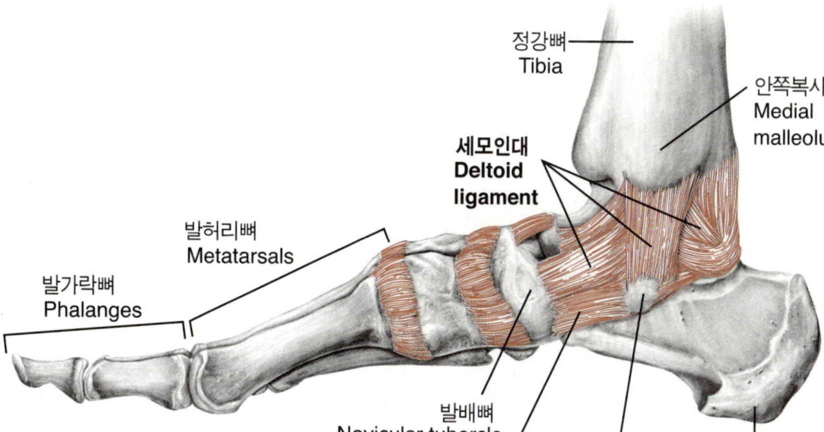

그림 4-5 발목관절의 인대(안쪽면) (출처: Anatomy Chart Co.)

발목 염좌 Ankle sprain

이 절차는 발목 안쪽번짐 염좌, 가쪽번짐 염좌, 발목높은 부위 염좌, 발목 통증에 이용된다.

손상에 대한 설명

안쪽번짐(내번, inversion) 염좌가 있으면, 발목의 **가쪽**(외측, lateral) 인대나 힘줄들이 손상을 당한 경우이다. **가쪽번짐**(외번, eversion) 염좌는 정확히 반대쪽인 **안쪽**(내측, medial) 인대나 힘줄의 손상이다. 안쪽번짐 염좌는 가쪽번짐 염좌에 비해 80% 많이 발생한다. 이렇게 되는 이유는 주로 발목의 뼈 해부학 때문이다.

절차의 목표

운동범위를 제한하여 발의 손상 부위쪽 인대나 힘줄을 지지해 주기 위해

필요한 제품

- 테이프 고착제
- 발꿈치 패드와 레이스 패드
- 프리-랩
- $1\frac{1}{2}$인치나 2인치의 비탄력 테이프(어떤 크기도 사용가능하지만, 일반적으로 초보자에게는 $1\frac{1}{2}$인치의 크기가 좋다)

환자 자세

운동선수는 테이블 가장자리 밖으로 양쪽 종아리를 쭉 뻗고 앉는다. 운동선수의 노출되는 종아리 부위는 종아리 바닥에서 발까지이고, 발/발목은 중립위를 취한다(그림 4-6 참고).

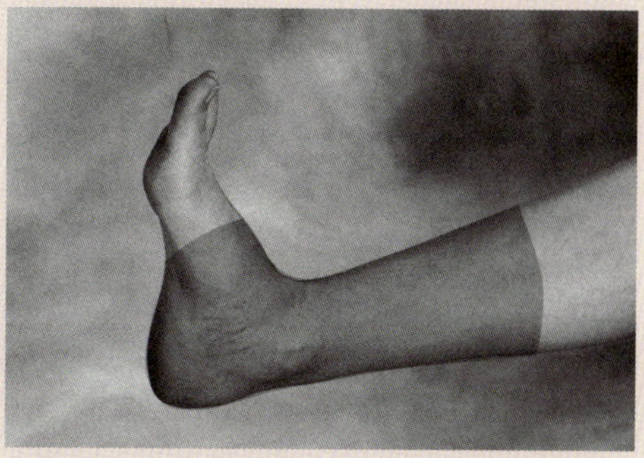

그림 4-6

(계속)

발목 염좌 Ankle sprain (계속됨)

단계별 적용

1. 테이프를 적용하고자 하는 피부 위에 테이프 고착제를 뿌린다. 수포 방지를 위해 굽어진 발꿈치 뒤쪽과 발의 꼭대기에다 발꿈치 패드와 레이스 패드를 배치한다. 만약 프리-랩을 이용한다면, 지금 바로 적용해 본다 (그림 4-7 참고). 피부에다 직접 테이핑하는 것이 최대 지지를 제공할 것이라는 것을 기억해야 한다.

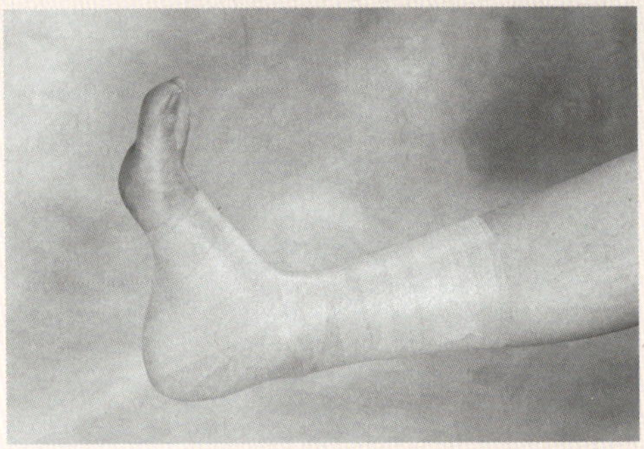

그림 4-7

2. $1^1/_2$인치의 비탄력 테이프를 이용하여, 종아리 바닥 주위를 앵커 스트립으로 2-3번 감싼다. 이때 발 쪽으로 약간 중첩되게 적용한다. 중간발 주위를 다른 앵커 스트립으로 감싼다. 이때 너무 타이트하게 감싸서는 안된다 (그림 4-8 참고).

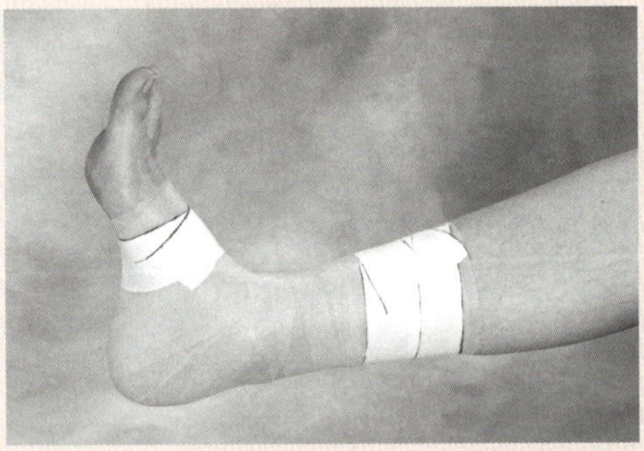

그림 4-8

3. 종아리 바닥에 적용된 앵커 스트립의 안쪽면에서부터 테이핑을 시작하여, 발꿈치 쪽으로 내려가면서 테이프를 적용한다. 그리고 발꿈치 밑을 감싼 후, 종아리 가쪽면을 따라 위쪽으로 테이핑을 적용한다. 그리고 종아리 바닥의 가쪽면에 있는 앵커 스트립에서 테이핑을 끝낸다. 이들 스트립을 2번 더 적용하는데, 이때 서로가 약간 중첩되게 한다. 스트립이 만드는 형태나 디자인 때문에, 이들 스트립을 "**스터럽**(등자, stirrups)"라고 부른다 (그림 4-9 참고).

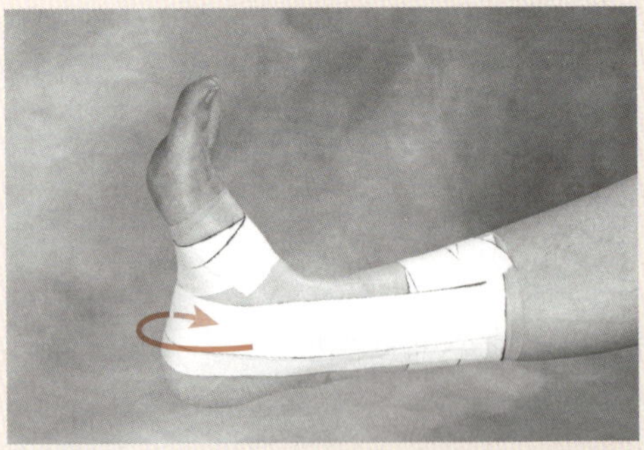

그림 4-9

(계속)

발목 염좌 Ankle sprain (계속됨)

4. 종아리에 적용된 최종 앵커 스트립에서 시작하여, 더 많은 스트립을 적용하고, 발목 쪽으로 중첩하여 적용한다. 발목 아래/발까지 테이핑을 한 후에는, 이들 스트립을 말굽모양 스트립으로 적용한다. 여기에서 말굽모양이란 앞에서 설명되었던 원형 스트립과는 다르게, 두 끝이 앞쪽에서 서로 만나지 않는다는 것을 의미한다 (그림 4-10 참고).

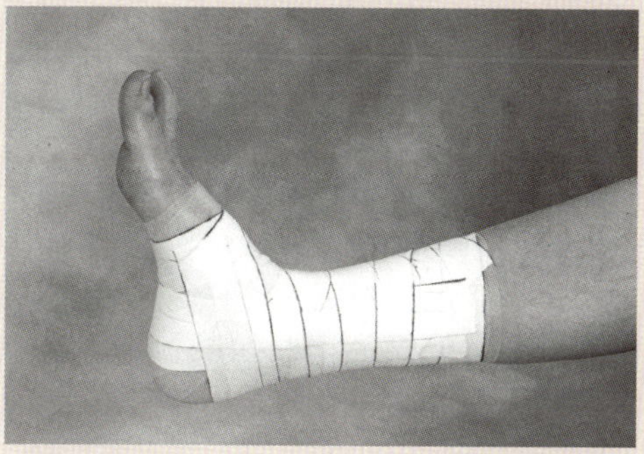

그림 4-10

5. 발목 안쪽에서 시작한 후, 발 아래쪽으로 내려가서 발밑으로 적용한다. 그러나 스터럽과 같이 반대쪽으로 가지 않고, 원래의 스트립 시작 부위로 돌아온다. 원래의 스트립 부위를 가로지른 후, 종아리 뒤쪽으로 가서, 원래 스트립의 시작 부위에서 만난다. 이런 지지성 스트립이 "8"처럼 생겼기 때문에, **"8자"** 스트립이라 부른다 (그림 4-11 참고).

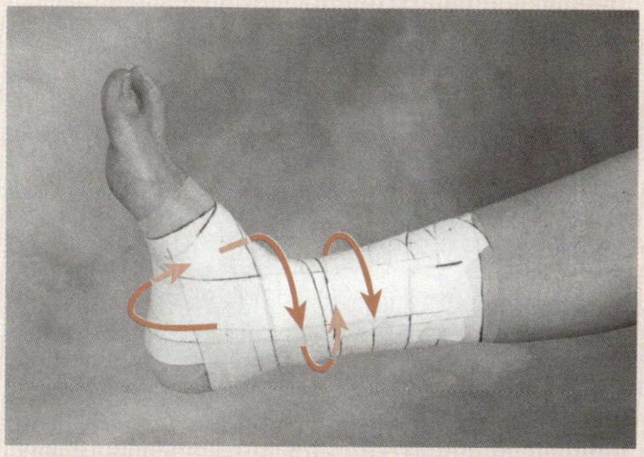

그림 4-11

6. 발목 위쪽의 정강이 안쪽의 앞쪽에서 시작한 후, 발꿈치 뒤쪽으로 테이핑하고, 그 다음 발밑으로 내려간다. 그리고 다시 발목 위쪽으로 돌아온다. 이번에는 똑같은 테이핑을 반대 방향으로도 적용한다. 이런 스트립은 **"힐락** (heel lock)"이라 부른다. 단어가 의미하듯이, 이것은 발꿈치를 고정하는 스트립이다 (그림 4-12 참고).

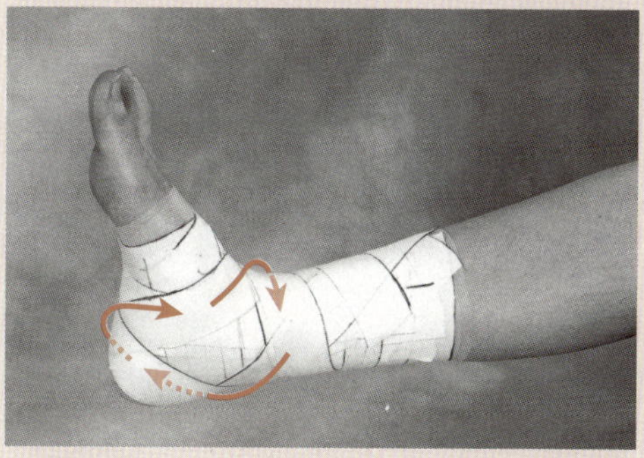

그림 4-12

7. 최근의 발목염좌나 아직 완전히 치유되지 않은 발목 염좌를 추가적으로 보호하기 위해 부가적인 지지성 스트립을 이용하고자 한다면, 힐락 스트립을 적용한 다음, 지지성 스트립을 적용한다.
8. 테이핑이 적용되지 않은 발꿈치를 제외하고는 앵커 스트립과 앵커 스트립 사이에 구멍이 없도록 한다. 만약 구멍이 있으면, 테이핑을 적용하여 그 구멍을 덮는다.
9. 앵커 스트립을 종아리 바닥에서 시작하고, 발목 아래쪽으로 **폐쇄성** 스트립을 다시 적용한다. 중간발 앵커 스트립 위에 또다른 스트립을 다시 적용한다 (그림 4-13 참고).

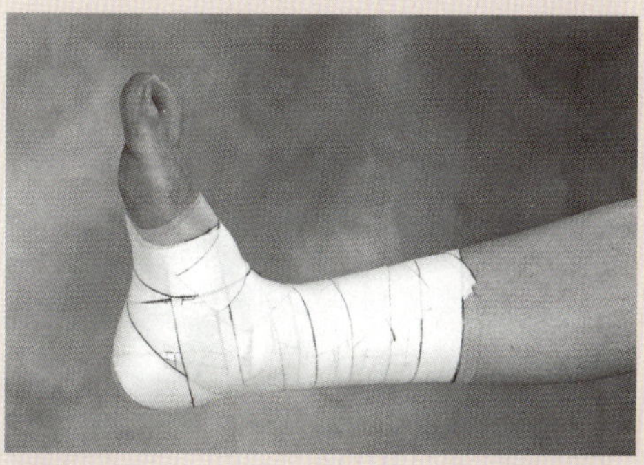

그림 4-13

(계속)

발목 염좌 Ankle sprain (계속됨)

10. 다시 발목 안쪽에서 시작한 후, 단계 5에서 설명된 또 다른 "8자" 스트립을 적용한다(그림 4-14 참고).
11. 신체 윤곽에 잘 맞도록 테이핑한다.
12. 운동선수는 선 자세에서 랩핑의 느낌을 느껴본다. 랩핑이 너무 타이트한지 혹은 느슨한지를 알아보기 위해 몇 초 동안 걸어본다. 만약 너무 타이트하거나 느슨하다면, 랩핑을 다시 적용해야 할 것이다.

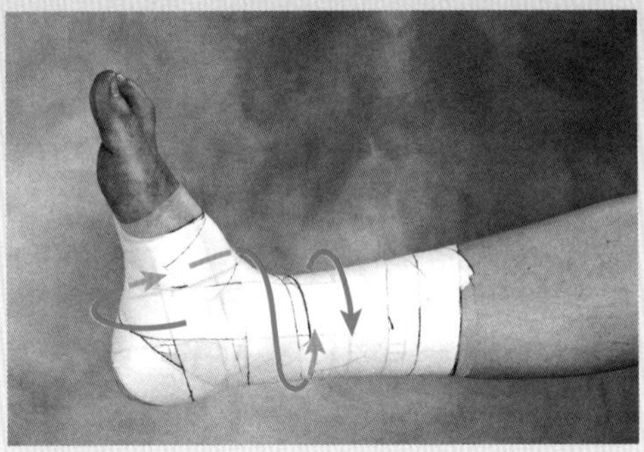

그림 4-14

팁, 힌트와 트릭

발목의 가쪽번짐 염좌를 테이핑할 때, 안쪽번짐의 지지 스트립이 시작되는 양 측면을 단순히 바꾼다.
앞에서 설명된 안쪽번짐 염좌가 있을 때는, 모든 지지성 스트립을 안쪽면에서 먼저 시작한다. 가쪽번짐 염좌가 있을 때는, 모든 지지성 스트립을 가쪽면에서 시작한다.

흔한 실수

1. 중간발(midfoot) 주위의 테이프를 너무 타이트하게 하면, 제한을 유발하고 통증을 초래할 수 있다.
2. 운동선수의 발을 이완된(중립위가 아닌) 자세로 테이핑하면, 너무 타이트한 테이핑을 초래할 수 있다.
3. 잘못된 방향으로 스트립을 적용하면, 테이핑 절차의 효율성에 나쁜 영향을 줄 수 있다.

특별한 발목 지지용 스트립 Special ankle support strips

이들 스트립은 발목의 급성 염좌나 만성 염좌에 이용된다.

손상에 대한 설명

안쪽번짐(내번, inversion) 염좌가 있으면, 발목의 **가쪽**(외측, lateral) 인대나 힘줄들이 손상을 당한 경우이다. **가쪽번짐**(외번, eversion) 염좌는 정확히 반대쪽인 **안쪽**(내측, medial) 인대나 힘줄의 손상이다. 안쪽번짐 염좌는 가쪽번짐 염좌에 비해 80% 많이 발생한다. 이렇게 되는 이유는 주로 발목의 뼈 해부학 때문이다.

절차의 목표

무거운 테이프를 이용하여 손상된 발목의 인대/힘줄에 부가적인 지지를 제공해 주기 위해

필요한 제품

- 2인치 혹은 3인치의 무거운 탄력 테이프
- 테이프 가위나 혹은 테이프 커터

환자의 자세

운동선수는 테이블 가장자리 밖으로 양쪽 종아리를 쭉 뻗고 앉는다. 운동선수의 노출되는 종아리 부위는 종아리 바닥에서 발까지이고, 발/발목은 중립위를 취한다. 이것은 발목을 테이핑하는 자세와 동일하다.

(계속)

특별한 발목 지지용 스트립 Special ankle support strips (계속됨)

단계별 적용

발목 염좌 테이핑 절차에서 힐락이 적용된 직후에 이들 스트립을 적용한다. 대개 하나의 특별한 발목 지지용 스트립만이 운동선수와 테이프 시술자의 기준에 따라 적용된다. 정규적인 발목 테이핑에다 이들 스트립을 2개 이상 적용하면, 테이프가 끊어지지 않을 것이다.

이중 힐락(heel lock, Helmer와 Helberg) 스트립

1. 2인치나 3인치의 무거운 접착성 탄력 테이프를 이용하여, 스터럽 스트립 처럼, 아래 종아리의 안쪽에서 시작한다. 그리고 발 밑으로 테이핑을 적용하고, 다시 발목 쪽으로 올라온 다음, 힐락을 적용한다 (그림 4-15 참고).

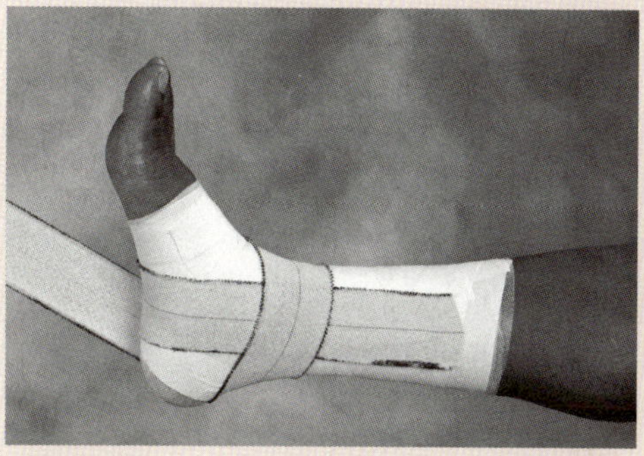

그림 4-15

2. 두 번째 힐락과 최종 힐락을 할 때는, 아래 종아리를 나선형으로 테이핑하지 않고, 스터럽처럼 종아리의 가쪽에다 적용한다 (그림 4-16 참고). 이것은 기본적으로 힐락과 함께 이루어지는 복합 스터럽이다.

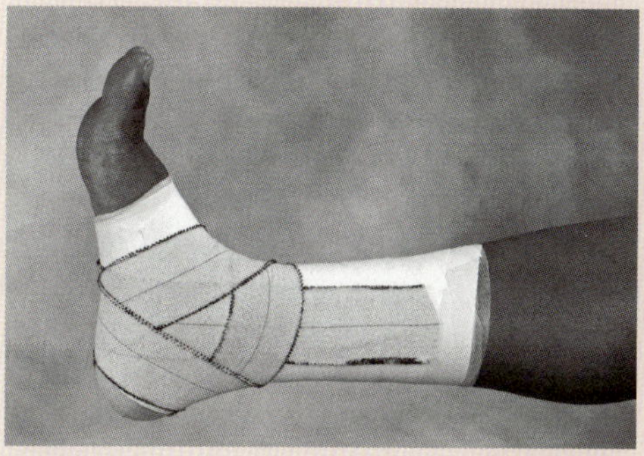

그림 4-16

이중 8자락(sunderland) 스트립

1. 2인치나 3인치의 무거운 접착성 탄력 테이프를 이용하여, 스터럽 스트립처럼, 아래 종아리의 안쪽에서 시작한다. 그리고 발 밑으로 테이핑을 적용하고, 다시 발목 쪽으로 올라온 다음, 8자형 스트립을 적용한다 (그림 4-17 참고).

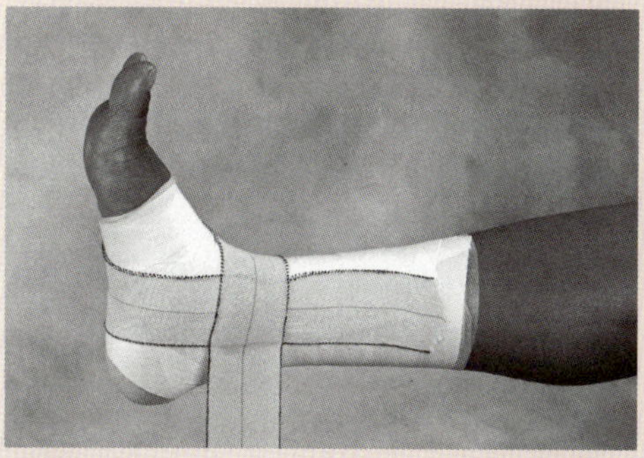

그림 4-17

(계속)

특별한 발목 지지용 스트립 Special ankle support strips (계속됨)

2. 8자 스트립 처럼 같은 쪽에서 스트립을 끝내지 않고, 종아리 가쪽에서 스터럽을 끝낸다 (그림 4-18 참고). 이것은 기본적으로 힐락과 함께 이루어지는 복합 스터럽이다.

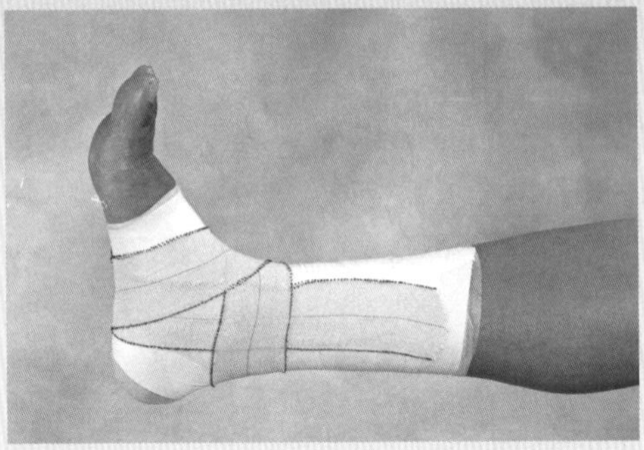

그림 4-18

스파르탄트(Spartant) 스트립

1. 2인치나 3인치 무거운 접착성 탄력 테이프를 약 2피트로 잘라낸 후, 그 중간 부위를 둘로 나눈다. 스트립 한쪽 끝을 잡고, 발바닥 쪽으로 적용한다. 이 스트립을 큰 스터럽처럼 시작한다 (그림 4-19 참고).

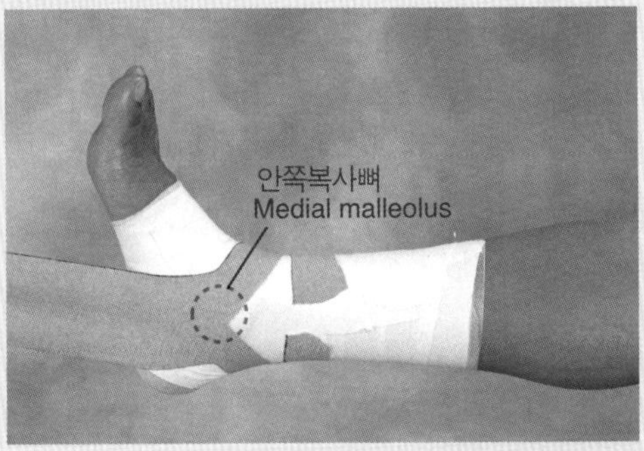

그림 4-19

2. 한쪽 끝을 잡고, 아래 종아리의 바깥면을 따라 위쪽으로 당긴다. 앞에서 둘로 나눈 스트립이 **복사뼈**(malleolus)에 도달할 때까지 찢는다. 양쪽으로 나누어진 각 스트립 끝으로 발목/아래 종아리를 둘러 감싼다. 반대쪽에도 똑같은 절차를 반복한다 (그림 4-20 참고).

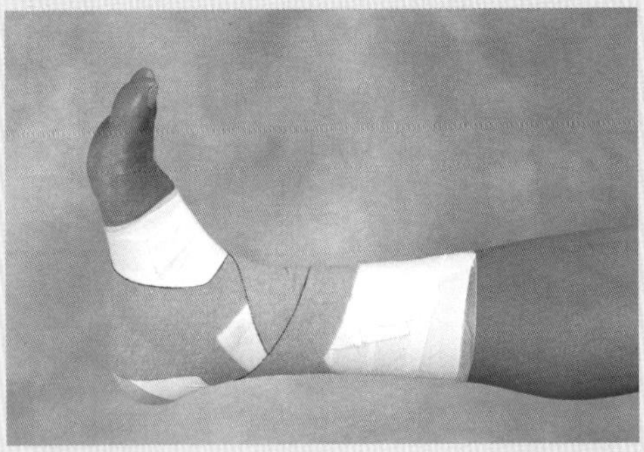

그림 4-20

팁, 힌트와 트릭

발목의 가쪽번짐 염좌를 테이핑할 때, 안쪽번짐의 지지 스트립이 시작되는 양 측면을 단순히 바꾼다.
앞에서 설명된 안쪽번짐 염좌가 있을 때는, 모든 지지성 스트립을 안쪽면에서 먼저 시작한다. 가쪽번짐 염좌가 있을 때는, 모든 지지성 스트립을 가쪽면에서 시작한다.

흔한 실수

1. 중간발(midfoot) 주위의 테이프를 너무 타이트하게 하면, 제한을 유발하고 통증을 초래할 수 있다.
2. 운동선수의 발을 이완된(중립위가 아닌) 자세로 테이핑하면, 너무 타이트한 테이핑을 초래할 수 있다.
3. 잘못된 방향으로 스트립을 적용하면, 테이핑 절차의 효율성에 나쁜 영향을 줄 수 있다.

아킬레스 힘줄염/좌상 Achilles' tendonitis/strain

이 절차는 아킬레스힘줄염과 아킬레스 좌상에 이용된다.

손상에 대한 설명

종아리 근육에서 **발꿈치뼈**(calcaneus)까지 붙어 있는 아킬레스 힘줄은 흔하게 손상을 당한다. 아킬레스 힘줄염은 대개 힘줄의 결함이나 힘줄염의 발생으로 인해 일어난다. 대개 힘줄의 염증은 과사용으로 인해 일어난다.

절차의 목표

힘줄염이든 좌상이든 아킬레스 힘줄을 지지하는 것이다. 테이프 시술자는 테이프로 2차 힘줄을 만들어, 실제 아킬레스 힘줄에 가해지는 압박을 줄여주는 것이다. 이것이 테이핑의 주요 목적 중 하나이다.

필요한 제품

- 테이프 고착제
- 발꿈치 패드와 레이스 패드
- 프리-랩
- 2인치나 3인치의 가벼운 탄력 테이프(접착성 테이프)
- 2인치나 3인치의 무거운 탄력 테이프
- 1½인치의 비탄력 테이프
- 테이프 가위나 테이프 커터

환자 자세

운동선수는 종아리바닥에서 발 부위가 테이블 밖으로 나오도록 양쪽 종아리를 쭉 뻗고 앉는다(그림 4-21 참고). 아킬레스 스트립을 적용하는 동안 발/발목을 이완한다. 아킬레스 절차의 끝지점에서 발목을 테이핑할 때, 발/발목은 중립위(0°)를 유지해야 한다. 아킬레스 테이프의 장력 때문에, 테이프 시술자는 발목 테이핑을 적용하기 위해, 자신의 가슴을 이용해 발을 중립위로 유지시킨다.

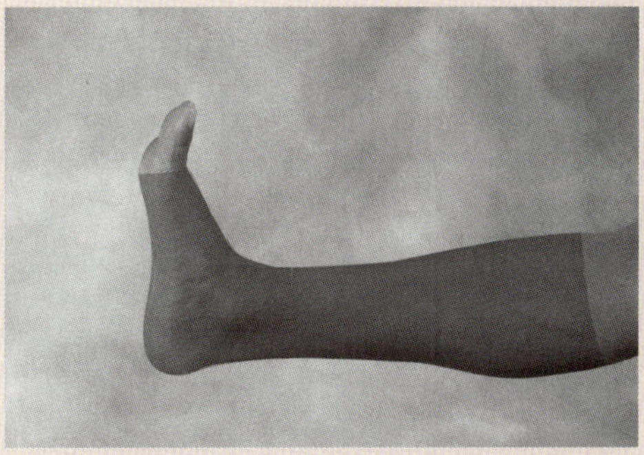

그림 4-21

단계별 적용

1. 테이핑할 피부 위에 테이프 고착제를 뿌려 준다. 수포 방지를 위해 발꿈치 뒤쪽과 발등에 발꿈치 패드와 레이스 패드를 배치한다(그림 4-22 참고). 프리-랩을 이용한다면, 지금 적용한다. 그리고 피부에 직접 테이핑하는 것이 최대 지지를 제공한다는 것을 반드시 기억한다.

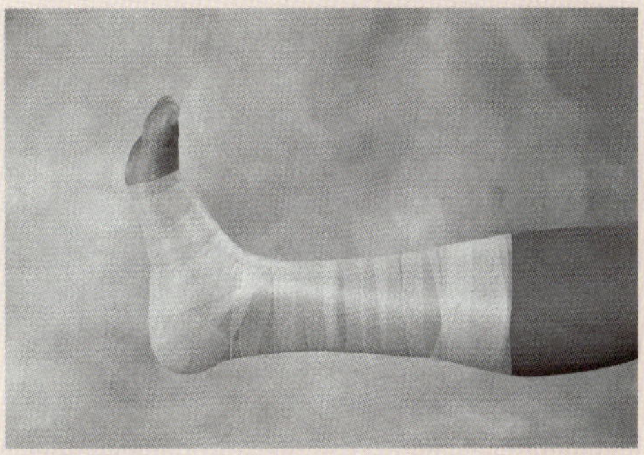

그림 4-22

(계속)

아킬레스 힘줄염/좌상 Achilles' tendonitis/strain (계속됨)

2. 장딴지근의 힘살 바로 위에 2인치나 3인치 가벼운 접착성 탄력 테이프의 스트립을 배치한다. 무릎뼈 아래로 6인치 떨어져야 한다. 다른 스트립을 발 쪽에다 중첩하여 적용한다. 이들 스트립은 탑 앵커(top anchor) 스트립이다. 2인치나 3인치의 접착성 탄력 테이프를 이용하여, 발두덩 부위에 하나 적용하고, 발가락 바닥(base of toe)을 둘러 감싼다. 위쪽의 앵커 스트립을 적용할 때, 발/발목의 위치가 중립위를 유지해야 한다 (그림 4-23 참고).

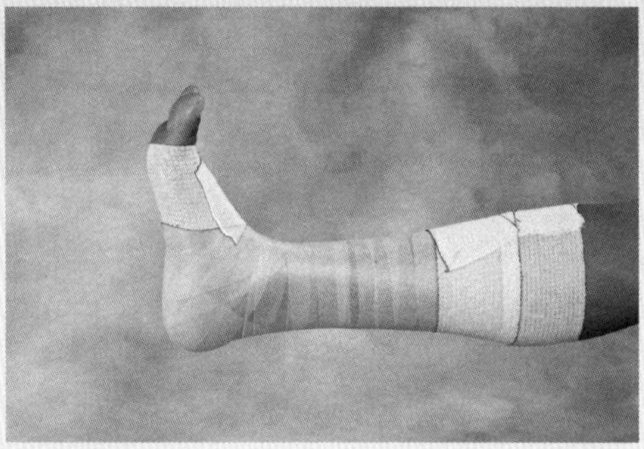

그림 4-23

3. 운동선수는 발/발목을 이완해야 한다. 2인치나 3인치 무거운 접착성 탄력 테이프를 이용하여, 발가락 바닥에 있는 발아래 부위의 앵커 스트립에서 하나의 테이핑을 먼저 적용한 후, 종아리 근육에 있는 앵커 스트립 쪽으로 그것을 잡아당긴다. 가위로 종아리 끝 부위를 두갈래로 나누고, 종아리 바닥까지 그 스트립을 두갈래로 찢는다. 아래 종아리 앞쪽으로 두 끝을 랩핑한다. 이들 스트립을 적용할 때, 테이프가 완전하게 당겨져서는 안된다. 첫 번째 스트립에 약간 중첩되도록 두 개의 스트립을 적용한다. 발등에서 이들 3개의 스트립이 아킬레스 힘줄을 둘러 감싸도록 한다. 운동선수의 피부를 꼬집지 않도록 주의한다 (그림 4-24 참고).

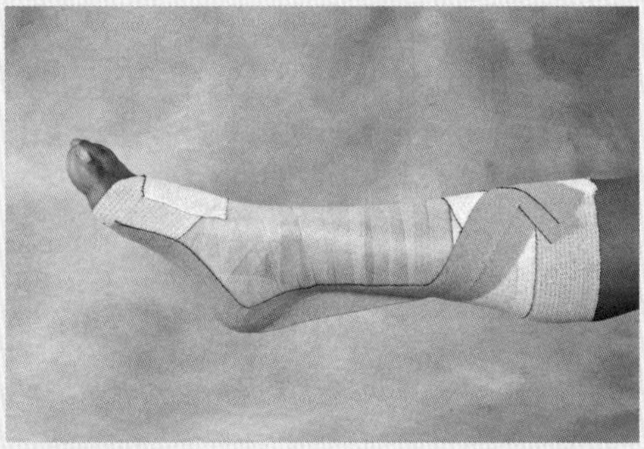

그림 4-24

4. 운동선수는 양 다리가 테이블 밖으로 나오도록 두 다리를 쭉 펴고 다시 앉는다. 이때 가능하면 두 다리를 함께 붙이고, 발/발목이 중립위를 유지하도록 한다.
5. 발/발목이 중립위를 유지하도록 하고, 발목 염좌를 방지하기 위해 아킬레스 테이핑 위에다 안쪽번짐 발목 테이핑을 적용한다 (그림 4-25 참고).
6. 신체 윤곽에 맞도록 보기 좋게 테이핑한다.
7. 운동선수는 선 자세에서, 테이핑의 느낌을 느껴본다. 그 다음, 테이프가 너무 타이트한지 아니면, 너무 느슨한지를 알아보기 위해, 걸어본다. 테이프가 너무 타이트하거나 느슨하다면, 테이핑을 다시 한번 적용해야 할 것이다.

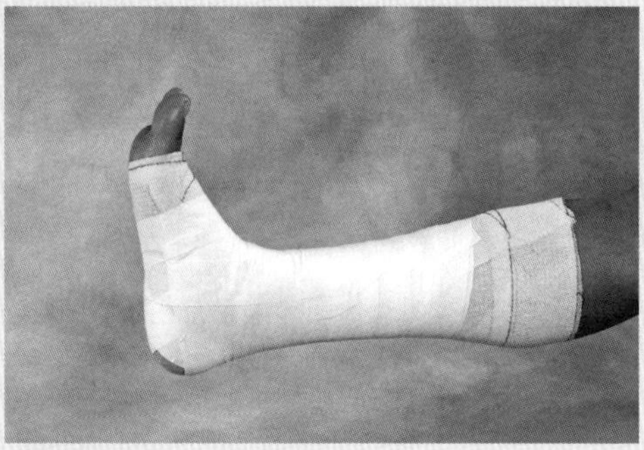

그림 4-25

팁, 힌트와 트릭

앞에서 언급했듯이, 이런 테이핑 절차는 안쪽번짐 발목 테이핑과 함께 적용되어야 한다. 왜냐하면, 아킬레스 힘줄 테이핑이 안쪽번짐과 발바닥굽힘 쪽으로 발목을 당기기 때문이다. 이런 결과로 인해 발목 염좌의 위험이 증가한다.

흔한 실수

1. 테이핑을 너무 타이트하게 당긴 경우.
2. 적절한 앵커 스트립로 시작하지 않은 경우. 종아리 바닥의 앵커 스트립이 너무 낮거나 중간발의 앵커 스트립이 너무 높게 되는 경우.
3. 운동선수의 발을 부적절한 자세로 테이핑하는 경우. 이것은 테이핑을 너무 타이트하게 하거나 테이핑 절차의 효율성을 감소시킨다.

정강이 통증 테이핑 Shin splints

이 절차는 정강이 통증에 이용된다.

손상에 대한 설명

정강이 통증은 아래 종아리 근육과 발고리의 과도한 사용이나 피로로 인해 발생한다. 발이 **과도하게 엎침**(회내)**된**(over-pronate)(평발) 사람들에게 정강이 통증이 일어날 수 있다. 훈련 증가에 따른 신체의 적응 시간을 주지 않았을 때도 정강이 통증이 일어날 수 있다. 그리고 새로운 신발, 달리기 하는 지면의 변화, 거리의 증가, 그리고 달리는 시간과 기간 등의 일반적인 변화들도 정강이 통증을 일으킬 수 있다.

절차의 목표

아래 종아리의 **뒤안쪽**(posteriomedial)근육을 지지하는 것이다. 이름 그대로, 뒤정강근이 정강이 통증에서 가장 흔하게 침범되는 근육이다.

필요한 제품

- 테이프 고착제
- 프리-랩
- 2인치나 3인치의 가벼운 탄력 테이프(크기나 접착성에 따라 이용될 수 있음)
- $1^1/_2$인치나 2인치의 비탄력 테이프

환자 자세

운동선수는 테이블 가장자리 밖으로 양쪽 종아리를 쭉 뻗고 앉는다. 운동선수의 노출되는 종아리 부위는 종아리 바닥에서 발까지이고, 발/발목은 중립위를 취한다 (그림 4-26 참고)

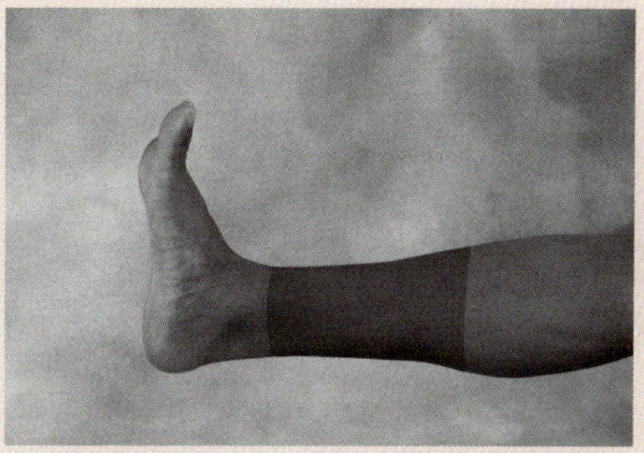

그림 4-26

단계별 적용

1. 테이프를 적용하고자 하는 피부 위에 테이프 고착제를 뿌린다. 프리-랩을 이용한다면, 지금 바로 적용해 본다 (그림 4-27 참고). 피부에다 직접 테이핑하는 것이 최대 지지를 제공할 것이라는 것을 기억해야 한다.

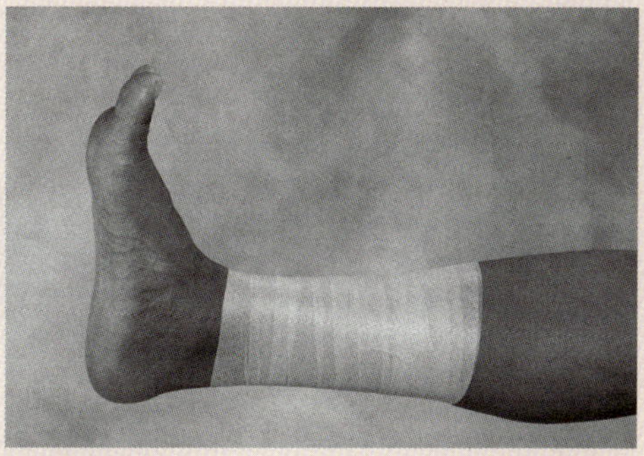

그림 4-27

(계속)

정강이 통증 테이핑 Shin splints

(계속됨)

2. 먼저 접착성 혹은 비접착성 탄력 테이프를 정강이 앞쪽의 발목 굽힘 부위에서 시작한 후, 원형의 패턴으로 종아리 뒤쪽으로 계속 적용하고, 정강이 가쪽에서 테이핑을 끝낸다. 테이프를 찢은 후, 중첩시키면서 종아리 바닥으로 계속 적용한다. 이들 테이프를 적용할 때 2장에서 언급된 정강이 각도를 기억한다(그림 4-28 참고).

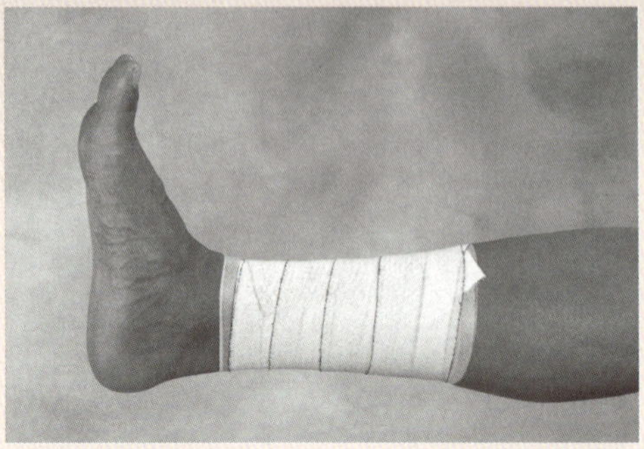

그림 4-28

3. 이번에는 비탄력 테이프를 이용하여 단계 2를 반복한다. 일단 마무리되면, 테이핑의 층이 2층이 되어야 한다(그림 4-29 참고).
4. 신체 윤곽에 맞도록 보기 좋게 테이핑한다.
5. 운동선수는 선 자세에서, 테이핑의 느낌을 느껴본다. 그 다음, 테이프가 너무 타이트한지 아니면, 너무 느슨한지를 알아보기 위해, 몇 발짝을 걸어본다. 테이프가 너무 타이트하거나 느슨하다면, 테이핑을 다시 한번 적용해야 할 것이다.

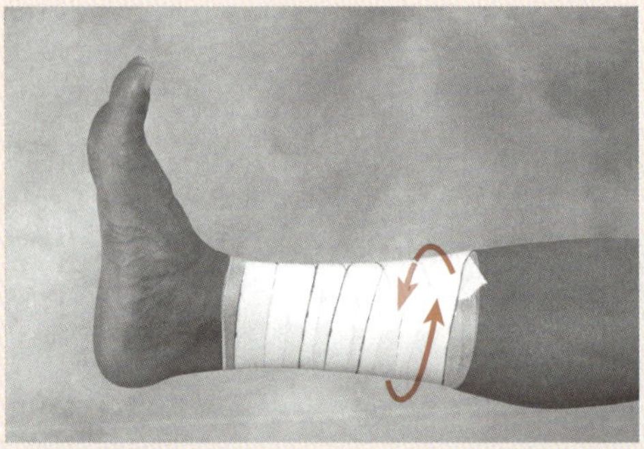

그림 4-29

팁, 힌트와 트릭

종종 정강이 통증(shin splint)이 근육의 좌상/피로가 아닌, 발고리의 약화에 관련되기 때문에, 운동선수의 발고리를 테이핑해야 하고, 최대 효과를 얻기 위해 항엎침 스트립이 적용되어야 한다. 종종 엎침근이 과도하게 작용하는 운동선수들은 항상 정강이 통증을 갖고 있다. 대개 이들 운동선수는 의사의 처방으로 만들어진 영구적인 보조장비를 필요로 할 것이다.

흔한 실수

1. 테이핑을 너무 타이트하게 하는 경우.
2. 운동선수의 발을 이완된(중립위가 아닌) 자세로 테이핑하면, 너무 타이트한 테이핑을 초래할 수 있다.
3. 잘못된 방향으로 스트립을 적용하면, 테이핑 절차의 효율성에 나쁜 영향을 줄 수 있다.

항엎침 스트립 Antipronation strips

이 절차는 정강이통증과 발고리(족궁) 통증에 이용된다.

손상에 대한 설명

정강이 통증은 아래 종아리 근육과 발고리의 과도한 사용이나 피로로 인해 발생한다. 발이 **과도하게 엎침**(회내, pronation)**된**(over-pronate)(평발) 사람들에게 정강이 통증이 일어날 수 있다. 훈련 증가에 따른 신체의 적응 시간을 주지 않았을 때도 정강이 통증이 일어날 수 있다. 그리고 새로운 신발, 달리기 하는 지면의 변화, 거리의 증가, 그리고 달리는 시간과 기간 등의 일반적인 변화들도 정강이 통증을 일으킬 수 있다.

(계속)

항엎침 스트립 Antipronation strips (계속됨)

절차의 목표

일반적으로 안쪽 발고리를 지지하는 것 이외에, 뒤정강근과 같은 근육도 지지하는 것이다. 대개 운동선수는 어느 정도 **첨족**(pes planus)을 가지고 있다. 절차의 목표는 안쪽 발고리와 근조직에 너무 많은 스트레스가 가하게 되는 과도한 발의 엎침이나 발이 안쪽으로 돌아가는 것을 막아 주는 것이다.

필요한 제품

- 테이프 고착제
- 프리-랩
- $1^1/_2$인치의 비탄력 테이프

환자 자세

운동선수는 테이블 가장자리 밖으로 양쪽 종아리를 쭉 뻗고 앉는다. 운동선수의 노출되는 종아리 부위는 종아리 바닥에서 발까지이고, 발/발목은 중립위를 취한다(그림 4-30 참고). 중립위가 이루어지면, 발목을 약간 안쪽번짐시킨다.

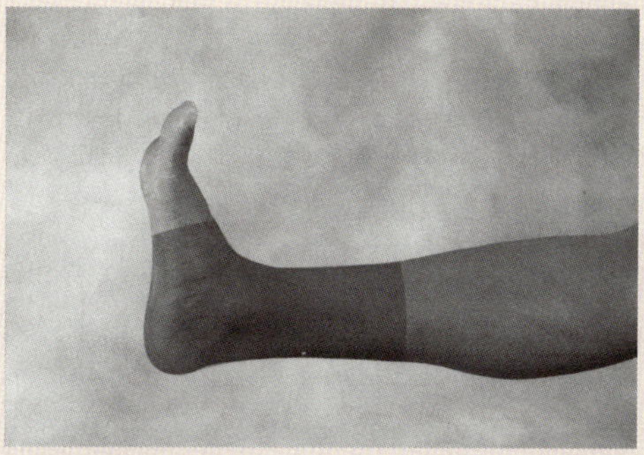

그림 4-30

단계별 적용

1. 테이프를 적용하고자 하는 피부 위에 테이프 고착제를 뿌린다. 만약 프리-랩을 이용한다면, 지금 바로 적용해 본다. 피부에다 직접 테이핑하는 것이 최대 지지를 제공한다는 것을 기억해야 한다(그림 4-31 참고).

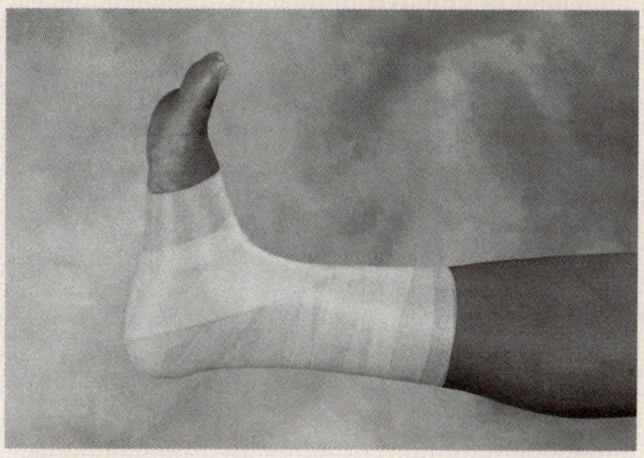

그림 4-31

(계속)

항엎침 스트립 Antipronation strips (계속됨)

2. $1^1/_2$인치의 비탄력 테이프로 발등과 발목 굽힘 쪽에서 시작하여, 발의 바깥쪽과 발 밑으로 진행한 후, 다시 원래 시작위치로 돌아온다. 발 안쪽에서 튀어나와 있고 딱딱하게 느껴지는 발배뼈를 감싸야 한다. 그 다음, 정강이 쪽으로 올라와서, 정강이 바깥 부위에서 스트립을 끝낸다. 그리고 절차를 마무리 짓기 위해, 이들 스트립을 2번 더 감아 준다(그림 4-32 참고).
3. 신체 윤곽에 맞도록 보기 좋게 테이핑한다.
4. 운동선수는 선 자세에서, 테이핑의 느낌을 느껴본다. 그 다음, 테이프가 너무 타이트한지 아니면, 너무 느슨한지를 알아보기 위해, 몇 발짝을 걸어본다. 만약 테이프가 너무 타이트하거나 느슨하다면, 테이핑을 다시 한번 적용해야 할 것이다.

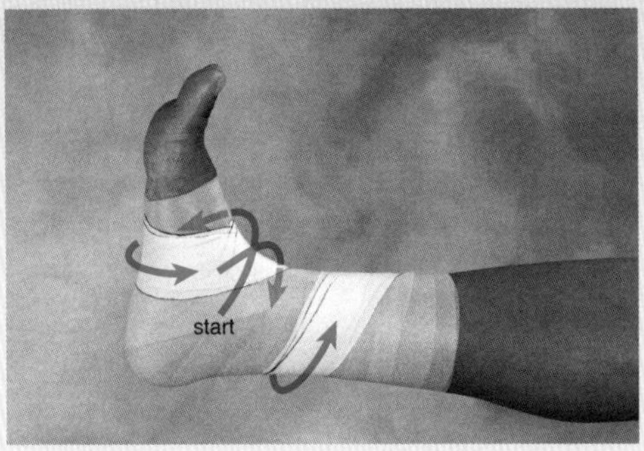

그림 4-32

팁, 힌트와 트릭

이 테이핑 절차는 대개 부가적으로 지지를 제공하고 통증을 감소시키기 위해, 정강이 통증 스트립/발고리 스트립과 함께 적용한다. 이 스트립이 대략 6자 모양을 하고 있기 때문에, "6자" 스트립이라고 하지만, 진짜 "6자" 스트립은 아니다.

흔한 실수

1. 테이핑을 너무 타이트하게 하는 경우.
2. 운동선수의 발이 이완되거나 적절한 자세를 잡지 못한 자세로 테이핑하면, 너무 타이트한 테이핑을 초래할 수 있다.
3. 잘못된 방향으로 스트립을 적용하면, 테이핑 절차의 효율성에 나쁜 영향을 줄 수 있다.

발고리 좌상/염좌 혹은 발바닥근막염 Arch strain/sprain or plantar fasciitis

이 절차는 발고리 하강, 정강이 통증, 발고리 염좌나 좌상, 그리고 발바닥근막염에 이용된다.

손상에 대한 설명

발에는 4개의 발고리가 있다. 이들 발고리는 뼈구조물에 의해 형성되고, 특정 뼈 구조물에 가해지는 스트레스를 줄여주는 인대 조직들에 의해 지지를 받는다. 주요 발고리는 안쪽세로고리이다. 뒤정강근 처럼, 발고리를 지지해 주는 아래 종아리 근육들도 존재한다. 어떤 경우는 발고리 자체가 손상되기도 하고, 또다른 경우는 아래 종아리 근육의 힘줄이 손상되기도 하는데, 이들 모두는 발고리 통증을 일으킨다. 발고리 통증은 발바닥근막에 의해서도 발생할 수 있다. **발바닥근막**(plantar fascia)은 발고리를 지지해 주며, 종종 자극을 받아서 타이트해지고, 염증이 일어나는데, 이런 결과로 통증이 발생한다.

절차의 목표

근육/힘줄과 발의 고리를 지지하는 것이다. 이 테이핑을 발고리 좌상이나 염좌에 이용할 수 있다.

필요한 제품

- 테이프 고착제
- 프리-랩
- 2인치나 3인치의 가벼운 탄력 테이프(접착성 혹은 비접착성)
- $1^1/_2$인치의 비탄력 테이프
- 1인치 비탄력 테이프

(계속)

발고리 좌상/염좌 혹은 발바닥근막염 Arch strain/sprain or plantar fasciitis (계속됨)

환자 자세

운동선수는 테이블 가장자리 밖으로 양쪽 종아리를 쭉 뻗고 앉는다. 운동선수의 노출되는 종아리 부위는 종아리 바닥에서 발까지이고, 발/발목은 중립위를 취한다 (그림 4-33 참고).

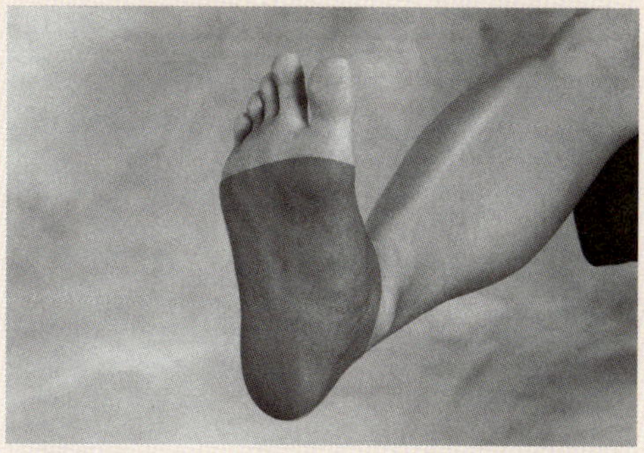

그림 4-33

단계별 적용

1. 테이프를 적용하고자 하는 피부 위에 테이프 고착제를 뿌린다. 만약 프리-랩을 이용한다면, 지금 바로 적용해 본다 (그림 4-34 참고). 피부에다 직접 테이핑하는 것이 최대 지지를 제공한다는 것을 기억해야 한다.

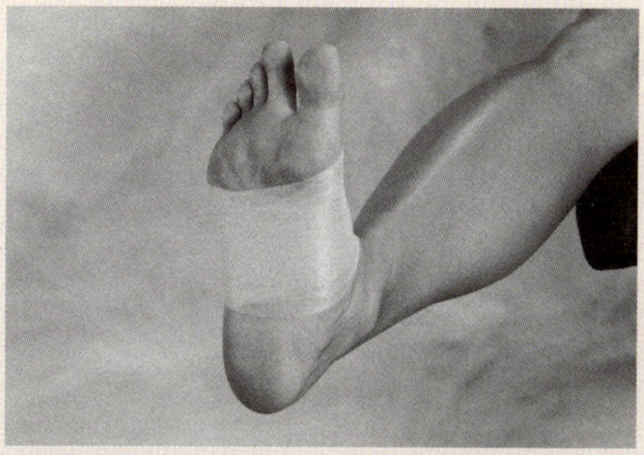

그림 4-34

2. 2인치나 3인치의 탄력 테이프를 이용하여, 발 두덩 주위를 감아주는 첫 번째 앵커 스트립을 적용하고, 그 다음에는 $1^1/_2$인치의 비탄력 테이프를 이용하여 엄지발가락 바닥에서 발꿈치 뒤쪽을 감아돈 후, 새끼발가락 바닥으로 이어지는 두 번째 앵커 스트립을 적용한다 (그림 4-35 참고).

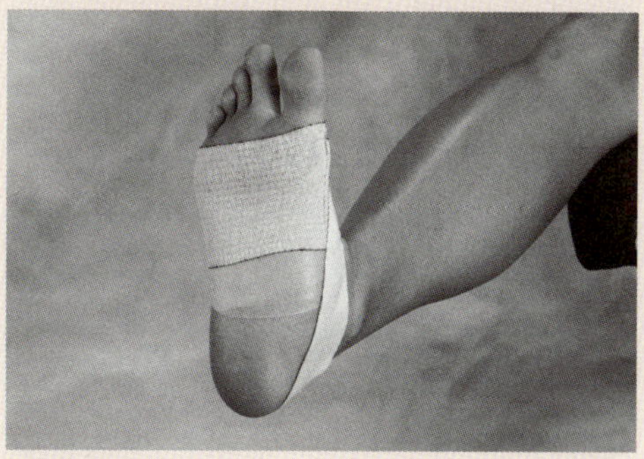

그림 4-35

(계속)

발고리 좌상/염좌 혹은 발바닥근막염 Arch strain/sprain or plantar fasciitis (계속됨)

3. 1인치의 비탄력 테이프로 두 개의 "X" 스트립을 적용한다. 네 번째/다섯번째 발가락 바닥 지점의 발바닥에서 "X" 스트립을 적용한 후, 발꿈치 뒤쪽의 안쪽으로 스트립을 진행하고, 발꿈치를 감싼다. 그리고 엄지발가락 바닥의 발바닥 지점에서 테이핑을 끝낸다. 이것은 발바닥에 "X" 패턴을 그린다. 그리고 두 번째 스트립은 첫 번째 스트립에 약간 중첩시켜 적용한다 (그림 4-36 참고).

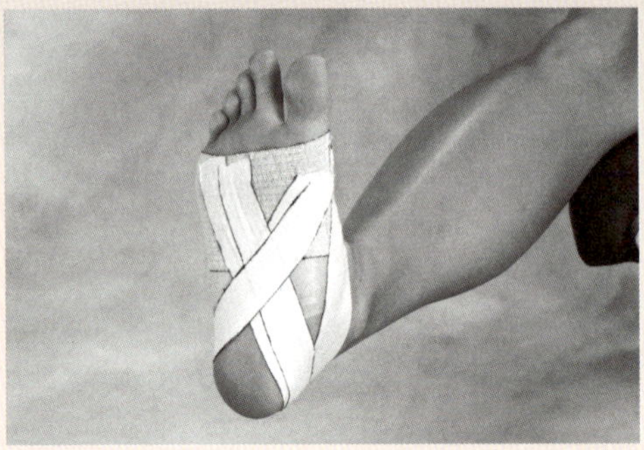

그림 4-36

4. 1인치의 비탄력 테이프를 이용하여, 두 개의 "tear drop" 스트립을 적용한다. 엄지발가락바닥의 측면에서 "tear drop"를 시작한 후, 발꿈치 뒤쪽으로 진행하고, 발고리를 밑으로 내려간 후, 시작지점에서 테이핑을 끝낸다. 이것은 발바닥에서 "tear drop" 패턴을 그린다. 그리고 두 번째 스트립은 첫 번째 스트립에 약간 중첩시켜 적용한다 (그림 4-37 참고).

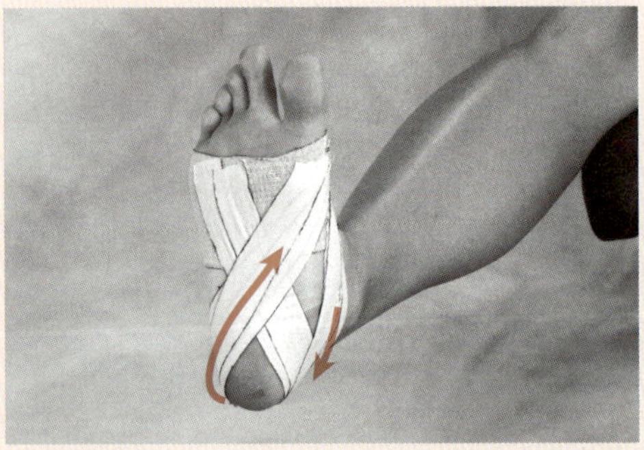

그림 4-37

5. $1^{1}/_{2}$인치의 비탄력 테이프를 이용하여, 발꿈치 가쪽에서 시작한 후, 발바닥을 가로질러 발 안쪽으로 테이프를 당긴다. 발 두덩(ball of foot)이 감싸질 때까지 같은 스트립을 계속 중첩시키면서 테이핑한다. 반드시 테이프를 발 가쪽에서 발 안쪽으로 당겨야 한다 (그림 4-38 참고).

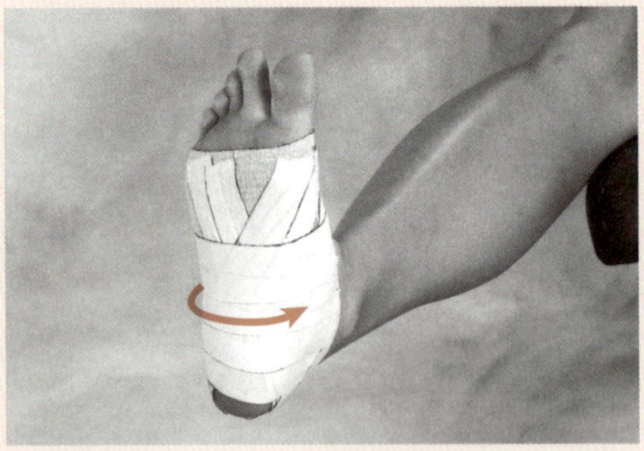

그림 4-38

(계속)

발고리 좌상/염좌 혹은 발바닥근막염 Arch strain/sprain or plantar fasciitis (계속됨)

6. $1^{1}/_{2}$인치의 비탄력 테이프로, 두 번째 앵커 스트립(발꿈치 뒤쪽에서 새끼발가락 바닥을 둘러 싸고 있는) 위에 첫 번째 폐쇄성 스트립을 적용한다. 2인치나 3인치의 탄력 테이프를 이용하여, 발 두덩을 감싸고 있는 첫 번째 앵커 스트립 위에 두 번째 폐쇄성 스트립을 적용한다 (그림 4-39 참고).
7. 신체 윤곽에 맞도록 보기 좋게 테이핑한다.
8. 운동선수는 선 자세에서, 테이핑의 느낌을 느껴본다. 그 다음, 테이프가 너무 타이트한지 아니면, 너무 느슨한지를 알아보기 위해, 몇 발짝을 걸어본다. 테이프가 너무 타이트하거나 느슨하다면, 테이핑을 다시 한번 적용해야 할 것이다.

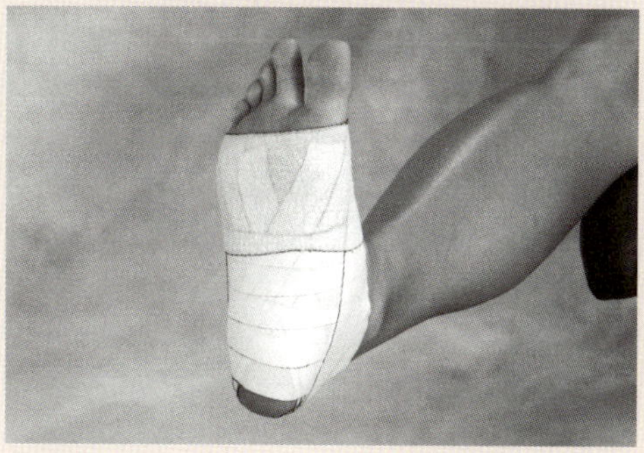

그림 4-39

팁, 힌트와 트릭

운동선수는 낮은 발고리, 보통 높이의 발고리, 높은 발고리를 가질 수 있다. 낮은 발고리는 발통증을 일으키고, 높은 발고리는 발바닥근막염, 발목 염좌, 망치발을 일으킨다. 어떤 운동선수들은 과도한 엎침발을 가지고 있고, 다른 운동선수들은 과도한 뒤침발을 가지고 있다. 과도한 엎침발의 경우는 신발 안에 안쪽 보조기를 끼우고, 과도한 뒤침발의 경우는 가쪽 보조기를 끼운다. 이들 운동선수들은 의사의 처방을 통해 영구적인 보조기를 착용해야 할 것이다.

흔한 실수

1. 발의 두덩 주위를 너무 타이트하게 테이핑하면, 제한을 유발하고 통증을 초래할 수 있다.
2. 운동선수의 발을 이완된(중립위가 아닌) 자세로 테이핑하면, 너무 타이트한 테이핑을 초래할 수 있다.
3. 잘못된 방향으로 스트립을 적용하면, 테이핑 절차의 효율성에 나쁜 영향을 줄 수 있다.

터프 토우 스트립 Turf toe

이 절차는 엄지발가락 염좌에 이용된다.

손상에 대한 설명

터프 토우의 다른 이름은 엄지발가락 염좌이다. 이것은 엄지발가락이 젖힘되는 것이다. 대개 엄지발가락은 엄지발가락 옆에 있는 인대들의 손상으로 어색한 방향으로 굽어진다. 이들 인대를 곁인대라 부른다.

절차의 목표

엄지발가락의 인대를 지지하고 움직임을 제한하는 것이다.

필요한 제품

- 테이프 고착제
- 2인치의 가벼운 탄력 테이프나 프리-랩(앞에서 언급된 것을 이용할 수 있음)
- 1인치의 비탄력 테이프

(계속)

터프 토우 스트립 Turf toe (계속됨)

환자 자세

운동선수는 테이블 가장자리 밖으로 양쪽 종아리를 쭉 뻗고 앉는다. 운동선수의 노출되는 종아리 부위는 종아리 바닥에서 발까지이고, 발/발목은 중립위를 취한다(그림 4-40 참고).

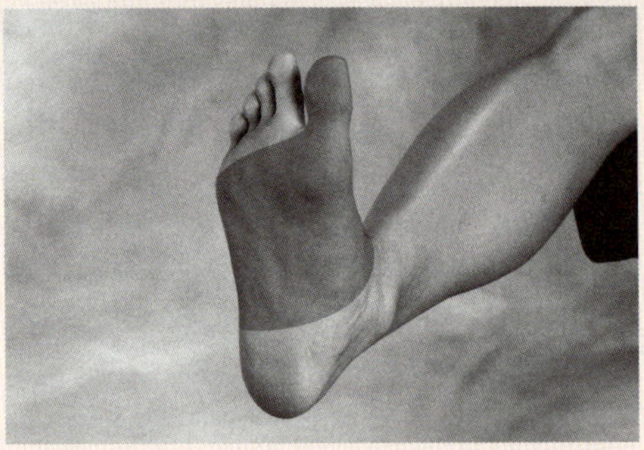

그림 4-40

단계별 적용

1. 테이프를 적용하고자 하는 피부 위에 테이프 고착제를 뿌린다. 프리-랩을 이용한다면, 지금 바로 적용해 본다(그림 4-41 참고). 피부에다 직접 접착성 테이프를 적용하는 것이 최대 지지를 제공한다는 것을 기억해야 한다.

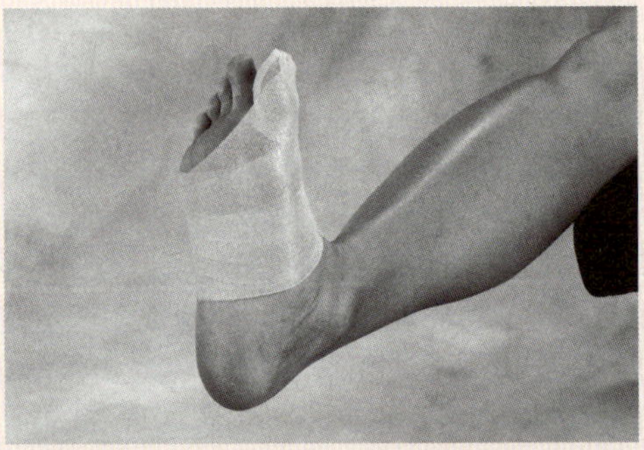

그림 4-41

2. 2개의 앵커 스트립을 적용함으로써 시작한다. 첫 번째 앵커 스트립은 2인치의 접착성 테이프나 비접착성 테이프로 중간발에 적용한다. 두 번째 앵커 스트립의 경우는 1인치의 비탄력 테이프를 이용하여 발톱까지 덮으면서 엄지발가락의 끝을 감싼다(그림 4-42 참고).

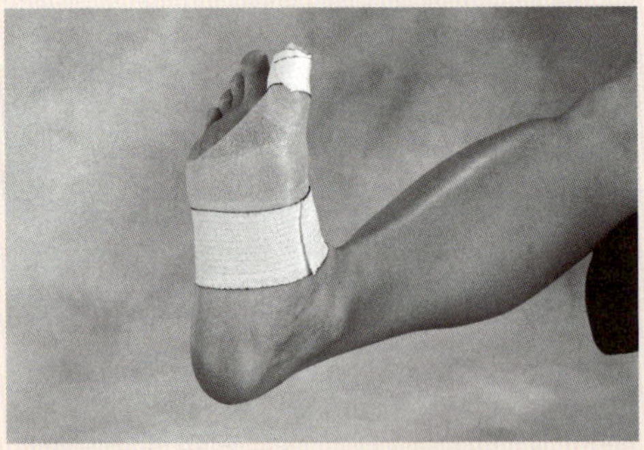

그림 4-42

(계속)

터프 토우 스트립 Turf toe *(계속됨)*

3. 다음 단계의 스트립은 "바나나" 스트립으로, 이 스트립은 발등에서 시작해, 발가락 앵커 스트립에서 중간발 앵커 스트립까지 적용된다. 1인치의 비탄력 테이프를 이용하여 바나나 스트립을 적용하고, 발가락의 맨 위쪽에서 발가락의 바닥까지 덮이도록 적용한다. 그리고 그 다음 스트립을 적용할 때, 중첩시킨다 (그림 4-43 참고).

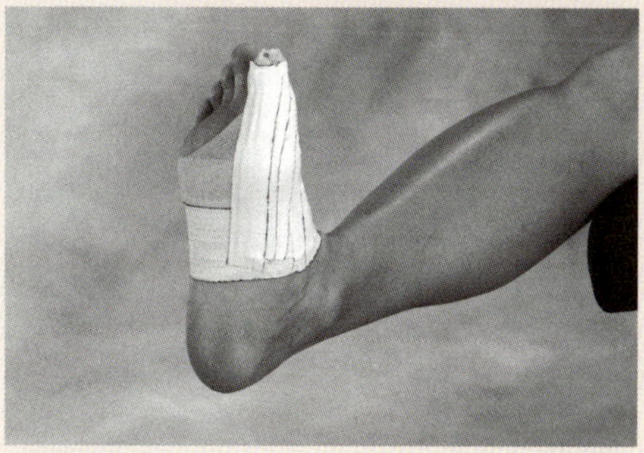

그림 4-43

4. 1인치 비탄력 테이프를 이용하여, 약 1피트 길이로 스트립을 찢는다. 테이프의 각 끝을 고정하고, 엄지발가락과 두 번째 발가락 사이로 끼운다. 이때 접착면을 엄지발가락 쪽을 향하도록 한다. 스트립이 엄지발가락바닥에 도달하면, 엄지발가락관절의 안쪽에서 "X" 패턴을 형성하도록 테이프의 양쪽 끝을 교차시킨다. 이들 스트립을 두 번 이상 더 중첩시키면서 적용한다 (그림 4-44 참고).

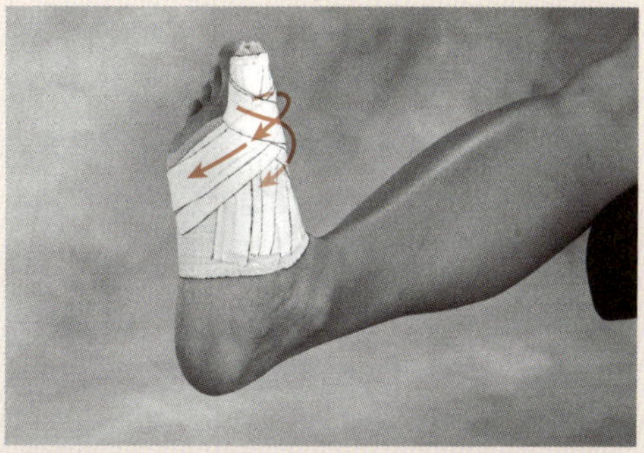

그림 4-44

5. 이런 절차를 마무리하기 위해, 엄지발가락과 중간발을 둘러싸고 있는 단계 2처럼 앵커 스트립을 다시 적용한다 (그림 4-45 참고).
6. 신체 윤곽에 맞도록 보기 좋게 테이핑한다.
7. 운동선수는 선 자세에서, 테이핑의 느낌을 느껴본다. 그 다음, 테이프가 너무 타이트한지 아니면, 너무 느슨한지를 알아보기 위해, 몇 발짝을 걸어본다. 테이프가 너무 타이트하거나 느슨하다면, 테이핑을 다시 한번 적용해야 할 것이다.

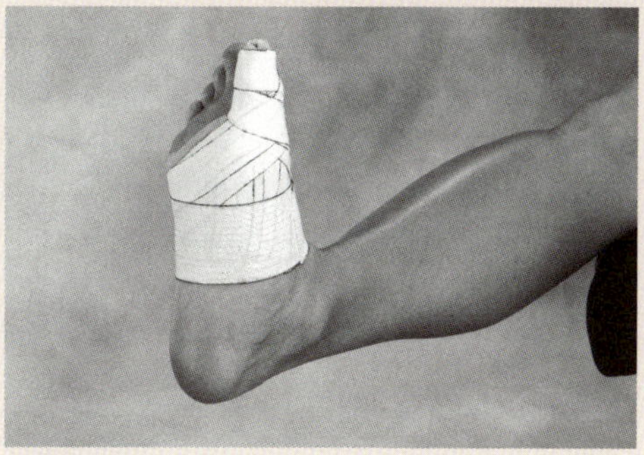

그림 4-45

팁, 힌트와 트릭

터프 토우를 가진 운동선수는 이런 테이핑 절차에 의해 도움을 받지만, 부가적인 지지를 제공해 주는 반고형물의 보조기를 발바닥에 적용함으로써 도움을 받는다.

흔한 실수

1. 중간발(midfoot)을 너무 타이트하게 적용하는 경우.
2. 운동선수의 발을 이완된(중립위가 아닌) 자세로 테이핑하면, 너무 타이트한 테이핑을 초래할 수 있다.

발꿈치 타박상 Heel bruise

이 절차는 발꿈치 타박상과 발바닥근막염에 이용된다.

손상에 대한 설명

발꿈치(calcaneus)는 **발바닥**(plantar)에 지방 패드를 가지고 있다. 돌 위를 걷을 때 발꿈치가 타박을 입게 되고, 이로 인해 심한 통증이 발생한다.

절차의 목표

발꿈치의 발바닥에 지방 패드를 넣어줌으로써 큐션을 좋게 하고 통증을 줄이는 것이다.

필요한 제품

- 테이프 고착제
- $1^1/_2$인치의 비탄력 테이프

환자 자세

운동선수는 테이블 가장자리 밖으로 양쪽 종아리를 쭉 뻗고 앉는다. 운동선수의 노출되는 종아리 부위는 종아리 바닥에서 발까지이고, 발/발목은 중립위를 취한다. 테이프를 적용하고자 하는 피부 위에 테이프 고착제를 뿌린다. 이번 절차에서는 프리-랩을 적용해서는 안되는데, 그 이유는 프리-랩이 테이핑의 효과를 크게 감소시키기 때문이다. 피부에다 직접 접착성 테이프를 적용하는 것이 최대 지지를 제공한다는 것을 기억해야 한다 (그림 4-46 참고).

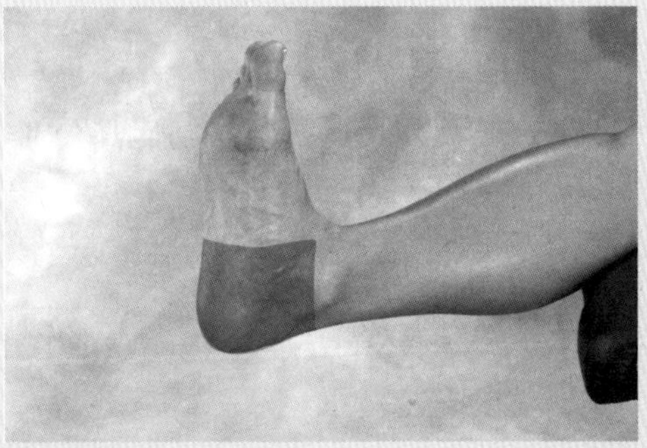

그림 4-46

단계별 적용

1. $1^1/_2$인치의 비탄력 테이프를 이용해, 가쪽복사뼈 밑에서 스트립을 시작한 후, 발꿈치 뒤쪽을 감싸고 안쪽복사뼈의 밑에서 끝낸다 (그림 4-47 참고).

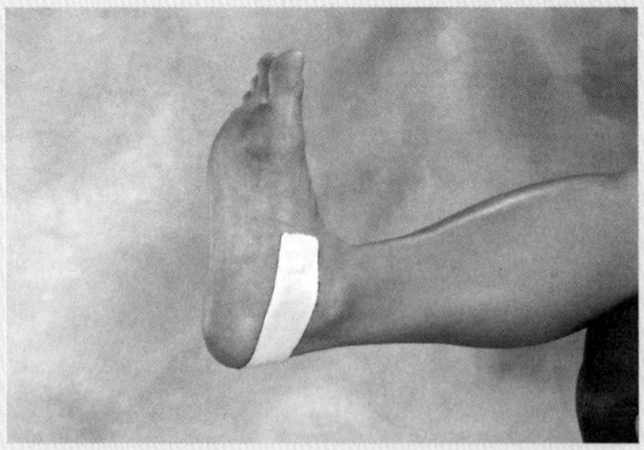

그림 4-47

(계속)

발꿈치 타박상 Heel bruise (계속됨)

2. 동일한 테이프를 이용하여, 앞서 적용된 스트립에서 스트립 테이핑을 시작한 후, 발꿈치 가쪽으로 테이핑을 진행하고, 그 다음 발바닥 밑으로 적용한다. 그리고 발/발꿈치의 안쪽인, 앞서 적용된 스트립에서 테이핑을 끝낸다. 테이프를 발의 안쪽으로 당길 때 적당한 장력으로 테이프를 당겨야 한다 (그림 4-48 참고).

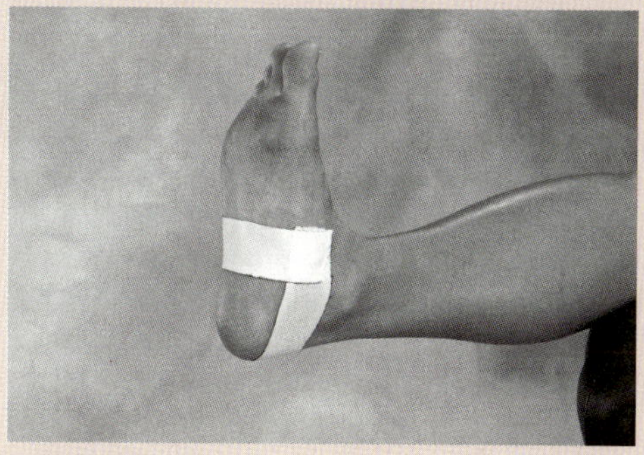

그림 4-48

3. 그 다음, 단계 1의 동일한 스트립을 반복한다. 이때 발바닥 쪽으로 스트립을 중첩시킨다. 그런 다음, 단계 2의 동일한 스트립을 반복하는데, 이것은 발 앞쪽 즉, 발가락 쪽으로 중첩시킨다. 바구니 짜기 방법을 통해 발꿈치 전체가 덮여지면, 테이핑을 끝낸다 (그림 4-49 참고).
4. 신체 윤곽에 맞도록 보기 좋게 테이핑한다.
5. 운동선수는 선 자세에서, 테이핑의 느낌을 느껴본다. 그 다음, 테이프가 너무 타이트한지 아니면, 너무 느슨한지를 알아보기 위해, 몇 발짝을 걸어본다. 테이프가 너무 타이트하거나 느슨하다면, 테이핑을 다시 한번 적용해야 할 것이다.

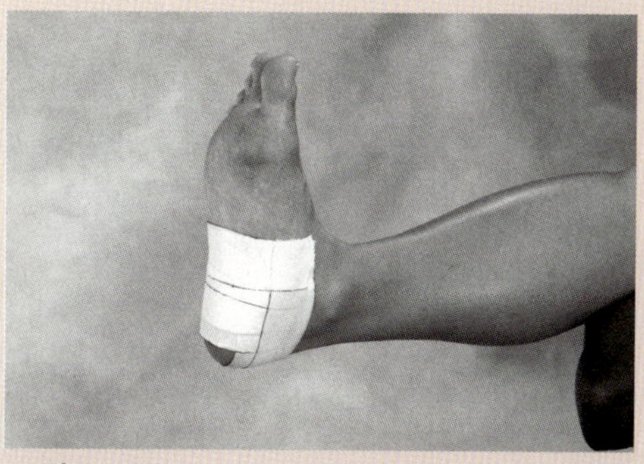

그림 4-49

팁, 힌트와 트릭

이 절차의 단순성 때문에, 그의 효율성이 종종 간과되는 경우가 있다. 이 절차는 단순하게 보이지만 매우 좋은 효율성을 가지고 있다. 특히 발바닥근막염에 좋다. 운동선수는 이런 절차를 통해 뚜렷한 변화를 얻는다. 이 절차를 발바닥근막염에 적용할 때, 발꿈치 타박 테이핑 위에다 발고리 좌상/염좌 테이핑을 적용하면 더 좋은 효과를 얻을 수 있다.

흔한 실수

1. 테이프를 너무 지나치게 당긴 경우
2. 테이프를 충분히 당기지 않은 경우
3. 발꿈치 전체를 테이핑하지 않은 경우

발목 염좌 랩핑 Ankle sprain wrap

이 절차는 발목 염좌와 발 염좌에 이용된다.

손상에 대한 설명

안쪽번짐(내번, inversion) 염좌가 있으면, 발목의 **가쪽**(외측, lateral) 인대나 힘줄들이 손상을 당한 경우이다. **가쪽번짐**(외번, eversion) 염좌는 정확히 반대쪽인 **안쪽**(내측, medial) 인대나 힘줄의 손상이다.

절차의 목표

통증과 부종을 제한하기 위해, 손상후 발/발목 관절에 압박과 지지를 제공하는 것이다. 이런 절차는 경기를 위해 적용하라는 의미는 아니다.

필요한 제품

- 3인치나 4인치의 탄력 랩
- 저밀도 패딩을 말굽모양으로 절단함(패드 없이 사용할 수 있지만, 효율적이 떨어질 수 있음)

환자 자세

운동선수는 테이블 가장자리 밖으로 양쪽 종아리를 쭉 뻗고 앉는다. 운동선수의 노출되는 종아리 부위는 종아리 바닥에서 발까지이고, 발/발목은 중립위를 취한다 (그림 4-50 참고)

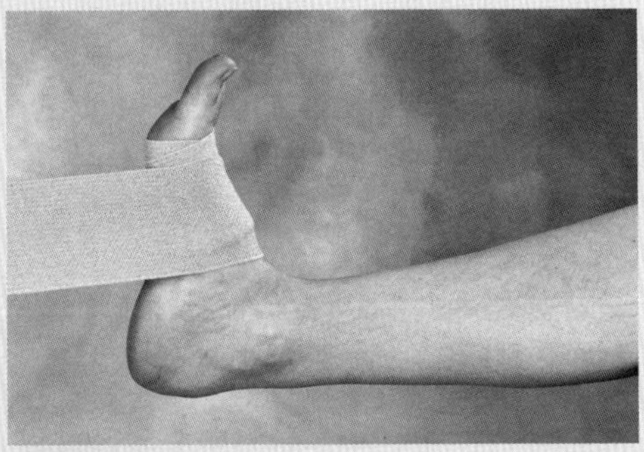

그림 4-50

단계별 적용

1. 발가락바닥에서 랩핑을 시작한 후, 발을 감싼다. 시작 지점의 끝부위에 "개의 귀"를 만들고, 랩으로 그 부위를 한 번 둘러 감싼다. 랩핑을 감을 때 장력의 강도가 매우 중요하다. 즉, 발가락바닥 쪽을 감을 때는 강한 장력을 적용하고, 종아리쪽으로 위로 올라갈 때는 점차 장력을 점차 감소시켜야 한다. 이런 장력의 적용은 발/발목 부위에 부종이 축적되는 것을 막아주고, 심장/아래종아리 쪽으로 부종을 밀어 올리는 역할을 한다 (그림 4-51 참고).

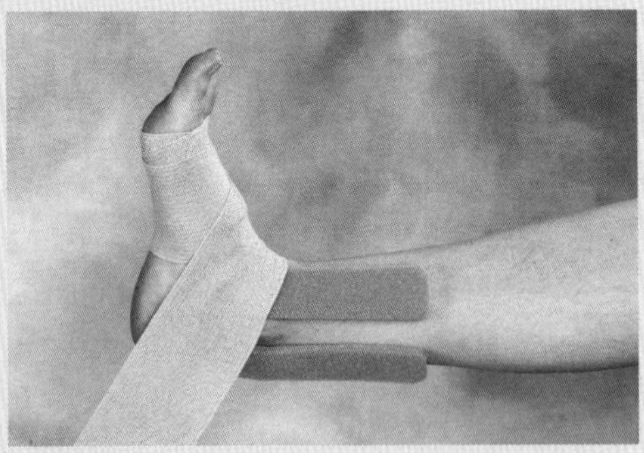

그림 4-51

(계속)

발목 염좌 랩핑 Ankle sprain wrap

(계속됨)

2. 발을 둘러 랩핑하고, 발/발목의 굽음 부위에 도달하면, 말굽모양의 저밀도 패드를 통증과 부종이 있는 부위에 적용한다. 통증/부종이 양쪽에 있다면, 양쪽에 각각의 패드를 적용한다 (그림 4-52 참고). 발등에서 발꿈치쪽으로 랩핑을 하고자 할 때, 발꿈치 뒤쪽을 랩핑한 후, 발 밑으로 랩핑을 진행한 후, 다시 발등 쪽으로 진행한다. 이런 패턴을 반대쪽에도 한 번 더 적용한다. 이런 방법을 "힐락"이라 하며, 이것은 발목테이핑 절차에서 다루어졌다.

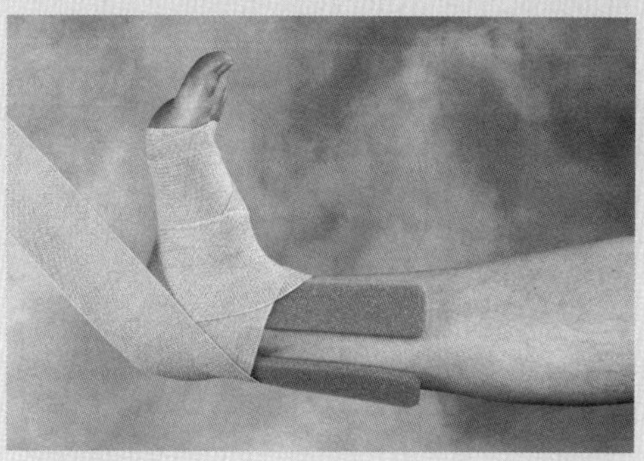

그림 4-52

3. 발목의 등쪽에서 발꿈치쪽으로 랩핑을 계속 한 후, 다시 발/발목의 등쪽으로 돌아간다 (그림 4-53 참고).

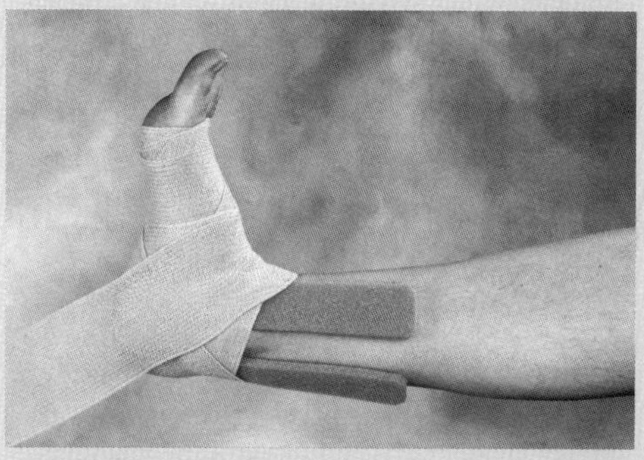

그림 4-53

4. 발바닥을 랩핑한후, 발등의 반대쪽으로 진행한다. 그리고 아래종아리의 뒤쪽을 감싼다. 랩핑이 끝날 때까지 종아리 쪽을 계속 중첩시키면서 감싼다 (그림 4-54 참고).

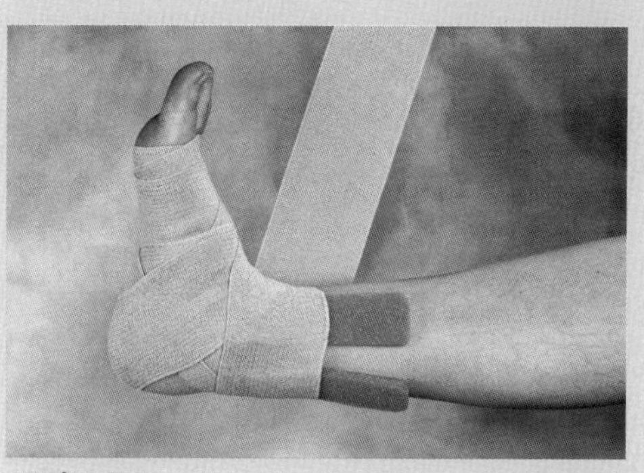

그림 4-54

5. 랩을 고정하기 위해 금속 클립/집게 혹은 테이프를 이용한다. 가능하면 정강이 앞쪽에서 랩핑을 끝낸다.

6. 운동선수는 선 자세에서, 랩핑의 느낌을 느껴본다. 그 다음, 랩이 너무 타이트한지 아니면, 너무 느슨한지를 알아보기 위해, 몇 발짝을 걸어본다. 랩이 너무 타이트하거나 느슨하다면, 랩핑을 다시 한번 적용해야 할 것이다.

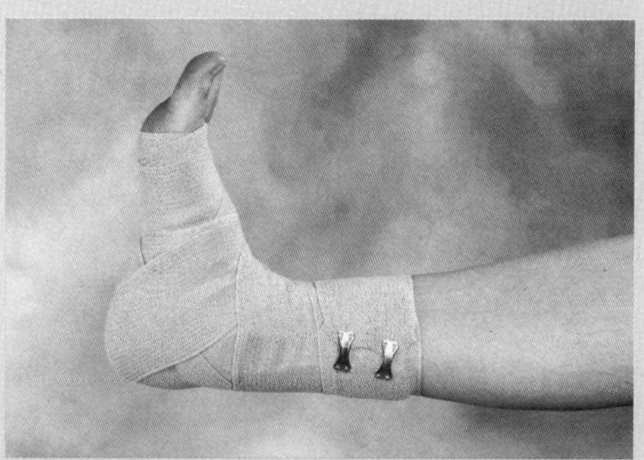

그림 4-55

(계속)

발목 염좌 랩핑
Ankle sprain wrap

(계속됨)

팁, 힌트와 트릭

탄력 랩을 적용할 때 랩의 장력을 $^{1}/_{2}$에서 $^{3}/_{4}$까지 적용한다. 장력이 너무 많거나 적으면, 좋은 결과를 얻지 못할 수 있다.

흔한 실수

1. 테이핑을 너무 타이트하게 적용하면, 혈액순환을 차단할 수 있다.
2. 잘못된 방향으로 테이핑하는 경우. 아래쪽보다는 더 위쪽으로 적용하는 경우.
3. 저밀도 패딩 대신에 고밀도 패딩을 사용하는 경우. 이때 더 심한 통증이 발생할 수 있다.

제 5 장 무릎 부위 (Knee)

학습목표

- 무릎 부위의 기본적인 해부학을 다시 확인한다.
- 무릎 부위와 관련된 기본적인 의학용어를 정의한다.
- 무릎 부위에서 자주 일어날 수 있는 손상 기전을 다시 확인한다.
- 흔한 무릎 부위의 손상을 효율적으로 테이핑하고 랩핑한다.

무릎 부위의 해부학 (Anatomy of the Knee)

근조직 (Musculature)

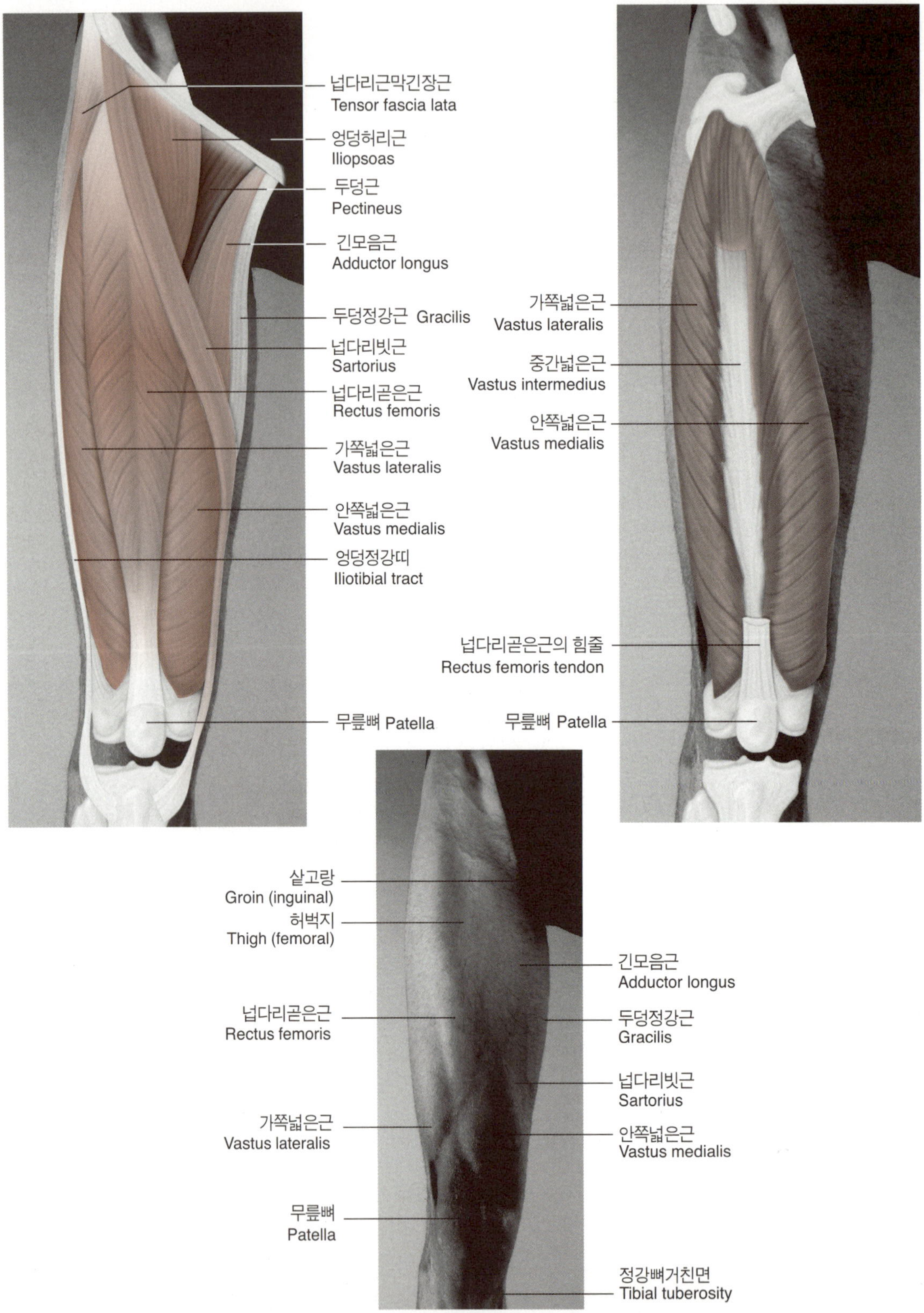

그림 5-1 다리의 표면 표식점(앞면). 위쪽 허벅지 근육, 넙다리네갈래근, 표면 표식점의 위치 (출처: Prekumar K. *The massage connection anatomy and physiology*. Baltimore: Lippincort Williams & Wilkins; 2004).

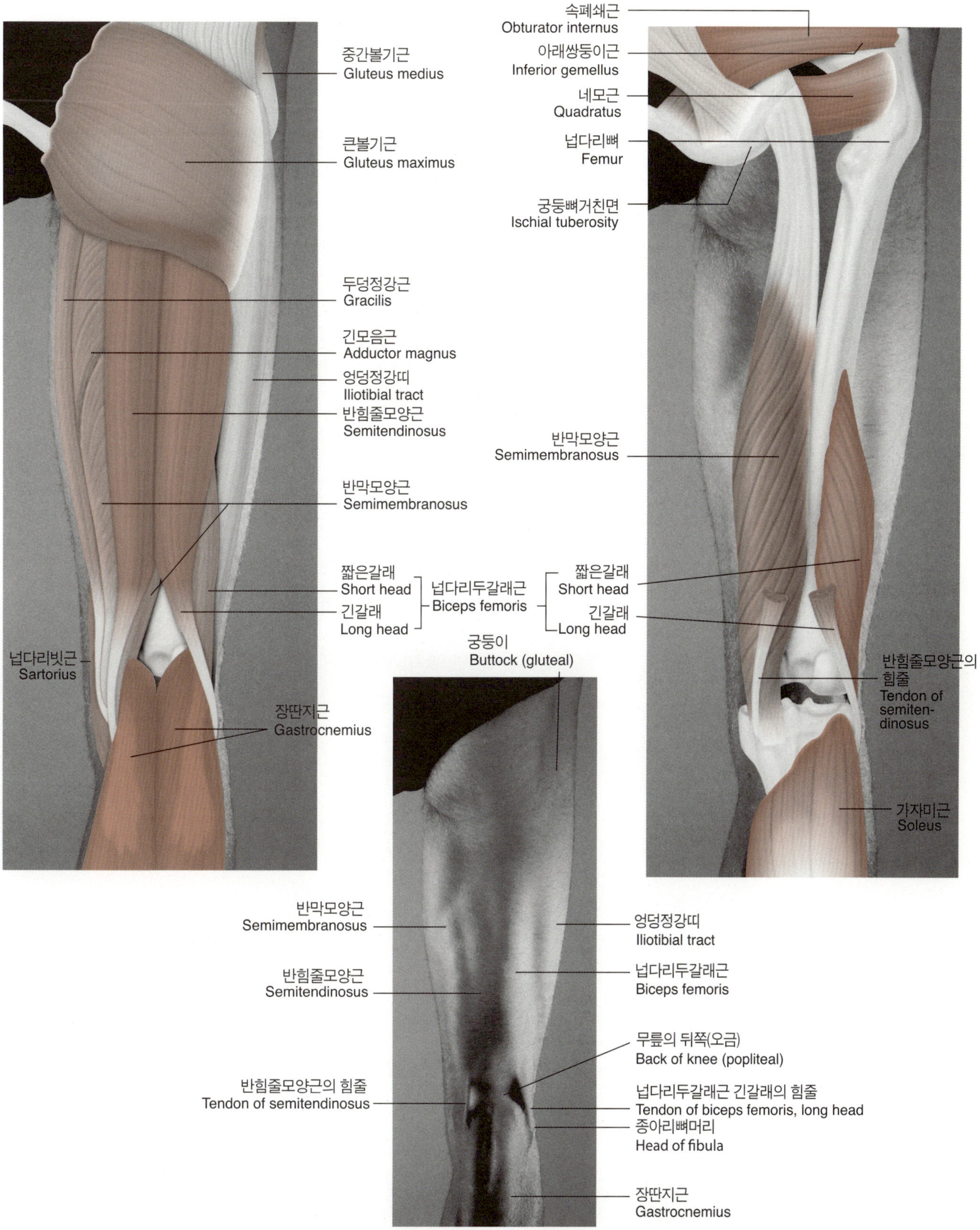

그림 5-2 다리의 표면 표식점(뒤면). 뒤쪽 허벅지 근육, 허벅지 뒷면의 속층 근육, 표면 표식점의 위치 (출처: Prekumar K. *The massage connection anatomy and physiology*. Baltimore: Lippincort Williams & Wilkins; 2004).

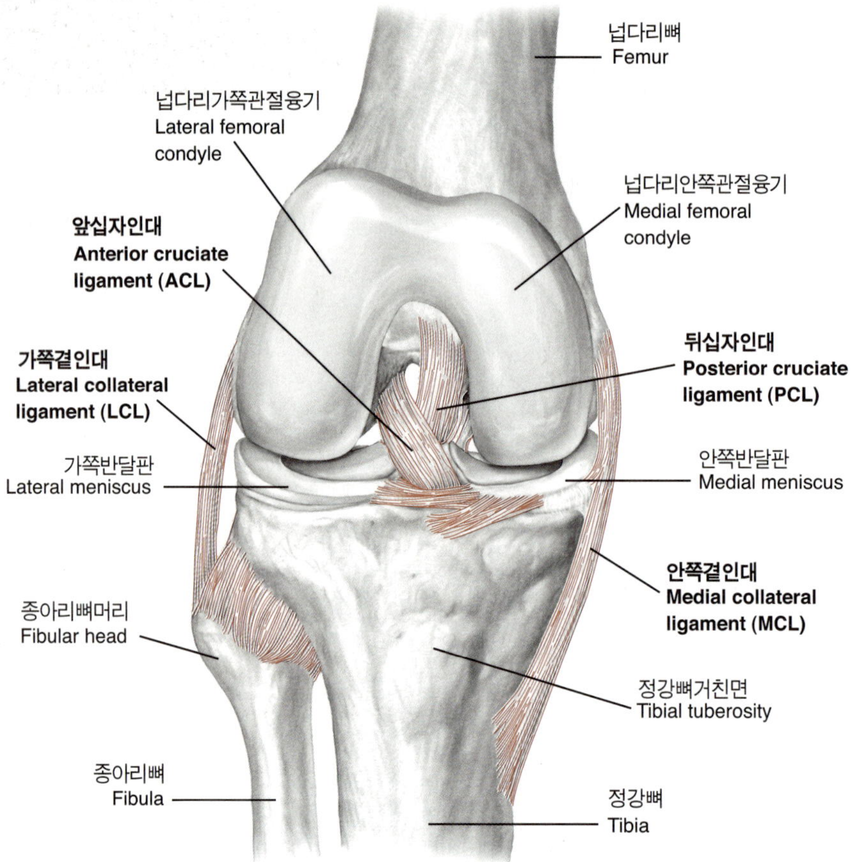

그림 5-3 오른 무릎관절의 인대(앞면) (출처: Anatomy Chart Co.)

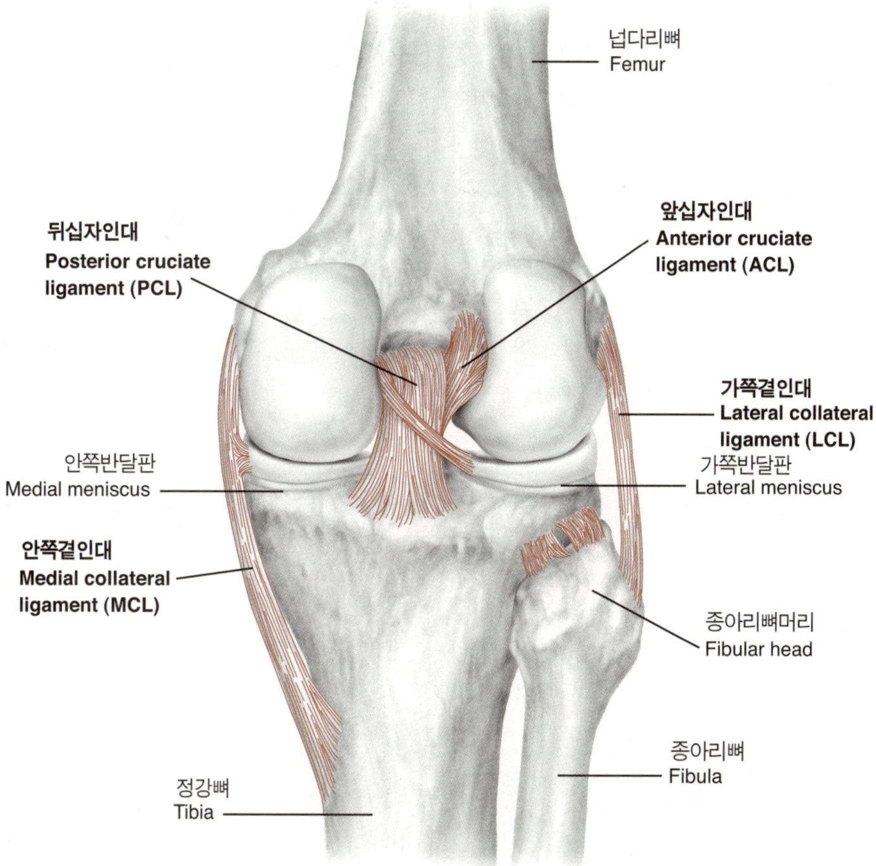

그림 5-4 오른 무릎관절의 인대(뒤면) (출처: Anatomy Chart Co.)

무릎 염좌
Knee sprain

이 절차는 안쪽곁인대(MCL), 가쪽곁인대(LCL)의 불안정과 무릎 젖힘에 이용된다.

손상에 대한 설명

일반적으로 무릎 염좌는 무릎의 주요 4개 인대 중의 하나의 손상이다. 무릎의 **안쪽**(내측, medial)에 있는 인대를 **안쪽곁인대**(medial collateral ligament, MCL)라 하고, 무릎의 **가쪽**(외측, lateral)에 있는 인대를 **가쪽곁인대**(lateral collateral ligament, LCL)라 부른다. 무릎의 **안쪽**(anterior)에 있는 인대를 **앞십자인대**(anterior cruciate ligament, ACL)라 하고, **뒤쪽**(posterior)에 있는 인대를 **뒤십자인대**(posterior cruciate ligament, PCL)라 한다. **Cruciate** means "cross". 이들 인대들은 강하지만, 무릎은 신체 중에서 가장 불안정한 관절중의 하나이다. MCL이 일반적으로 **바깥굽음**(외반, valgus)에 의해 손상되고, LCL은 **안굽음**(내반, varus) 스트레스에 의해 손상된다.

절차의 목표

무릎을 지지하고 있는 인대 위에 "X" 모양의 테이핑을 적용하여, 무릎관절의 인대들을 부가적으로 지지한다.

필요한 제품

- 프리-랩
- 발꿈치 패드와 레이스 패드
- 2인치 또는 3인치의 무거운 탄력 테이프
- 2인치의 가벼운 접착성 탄력 테이프(무거운 탄력 테이프를 이용할 수 있지만, 부피가 너무 커질 수 있다)
- 테이프 가위나 테이프 커터

환자 자세

운동선수는 양 다리를 어깨넓이 만큼 벌린 후, 양쪽 발에 체중을 균등하게 지지하고 선 자세를 취한다. 테이핑할 발꿈치 아래쪽에 테이프 롤을 배치한다. 그 다리의 무릎을 약간 굽힌다 (그림 5-5 참고). 테이핑이 너무 타이트해지지 않도록 하기 위해, 운동선수는 다리 근육을 수축한다.

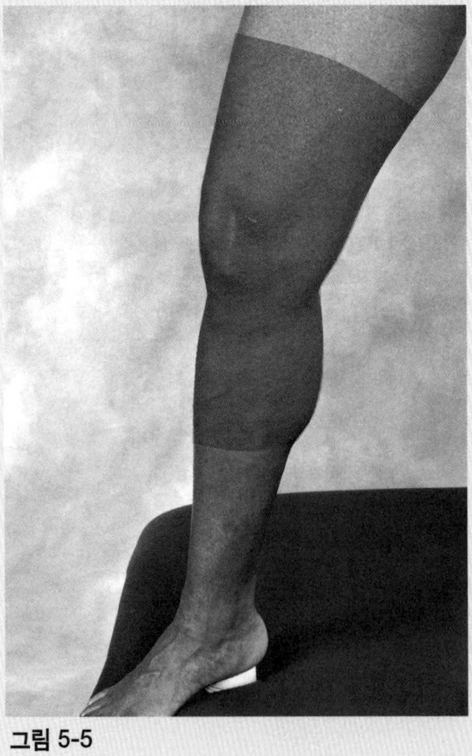

그림 5-5

(계속)

무릎 염좌 Knee sprain (계속됨)

단계별 적용

1. 테이프를 적용하고자 하는 피부 위에 점착성 테이프를 적용한다. 수포 방지를 위해 무릎 뒤쪽에 발꿈치 패드와 레이스 패드를 배치한다 (그림 5-6 참고).

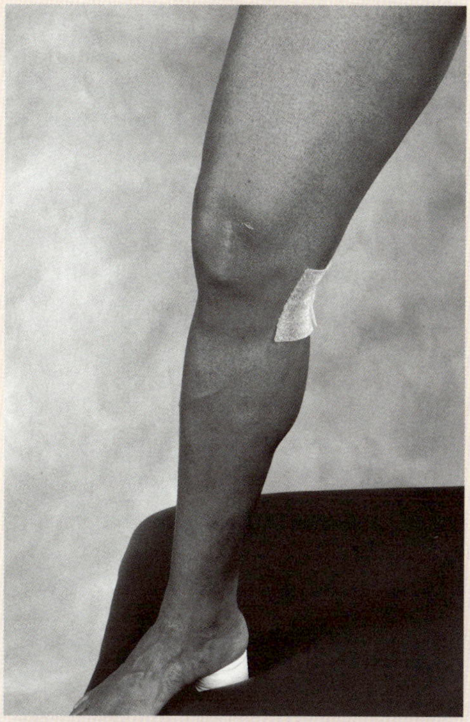

그림 5-6

2. 종아리 바닥에서부터 프리-랩을 적용하기 시작하여, 중간 허벅지 바로 아래지점까지 프리-랩을 중첩시켜면서 감는다 (그림 5-7 참고).

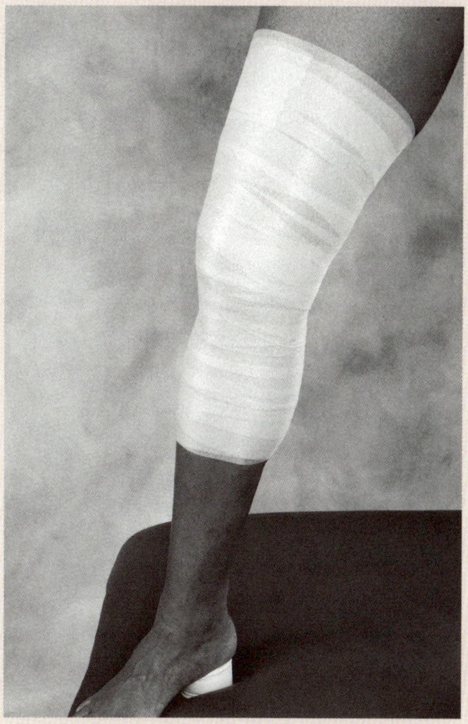

그림 5-7

(계속)

무릎 염좌 Knee sprain (계속됨)

3. 2인치나 3인치의 가벼운 탄력 테이프를 이용하여, 프리-랩이 감겨진 아래쪽 부위(종아리 바닥)를 테이핑한다. 그리고 무릎뼈 아래까지 2인치나 3인치의 테이프를 중첩되게 계속 감아준다 (그림 5-8 참고).

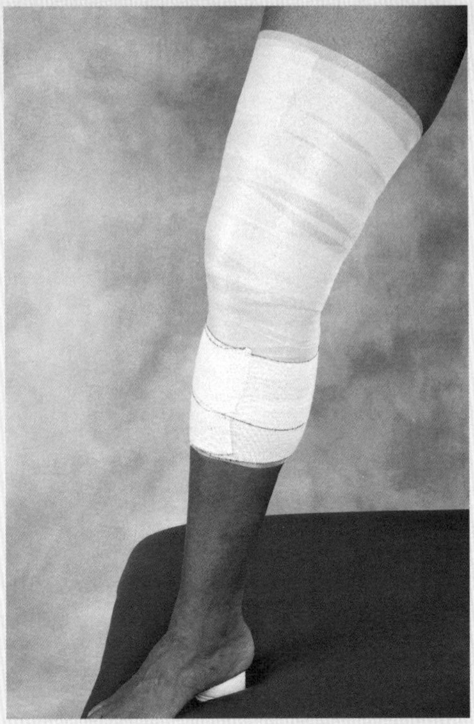

그림 5-8

4. 같은 테이프를 이용하여, 아래쪽 허벅지 부분에서 테이핑을 시작하여, 허벅지의 모든 프리-랩이 감겨지도록 테이핑한다 (그림 5-9 참고).

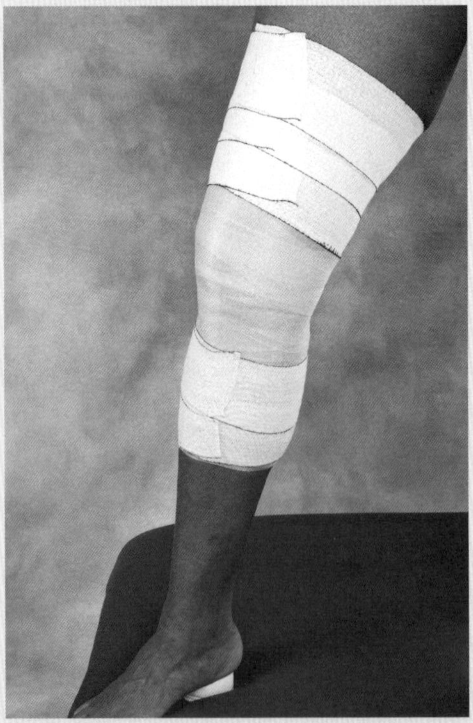

그림 5-9

(계속)

무릎 염좌 Knee sprain (계속됨)

5. 2인치의 무거운 탄력 테이프를 이용하여, 무릎의 양쪽 측면에 "X" 모양의 스트립을 적용한다. 그림에서 볼 수 있듯이, 종아리 바닥에서부터 스트립을 적용하기 시작하여, 무릎의 양쪽 측면 위에 각 스트립을 교차시켜 적용한다. 이런 스트립이 적절하게 적용되면, 무릎뼈 주위를 다이몬드 모양으로 감싸게 된다. 다이아몬드 모양의 양측 가장자리는 각각 무릎뼈로부터 적어도 1인치 정도 떨어지게 된다 (그림 5-10 참고).

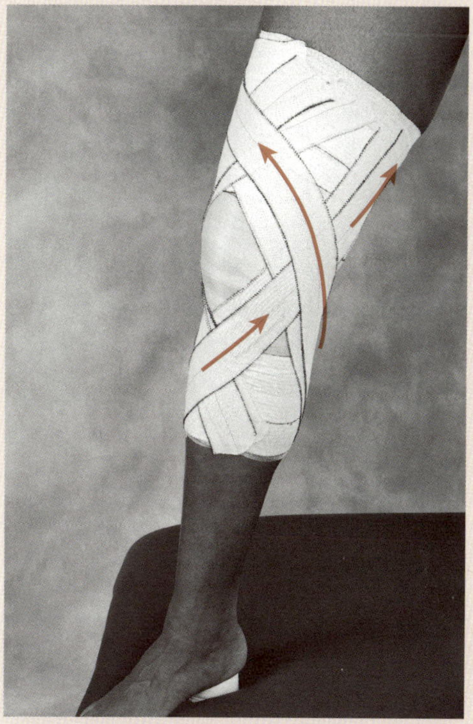

그림 5-10

6. 동일한 무거운 탄력 테이프를 이용하여, 무릎의 양측에 하나씩 젖힘 스트립을 적용한다. 종아리 바닥의 정강이 앞쪽에서 스트립을 시작하여, 무릎 뒤쪽으로 돌리고, 그 다음 허벅지의 반대쪽으로 계속 테이핑을 적용하여, 맨 위쪽 허벅지의 앞쪽에서 테이핑을 끝낸다. 무릎의 반대측으로도 다른 스트립을 적용한다 (그림 5-11 참고).

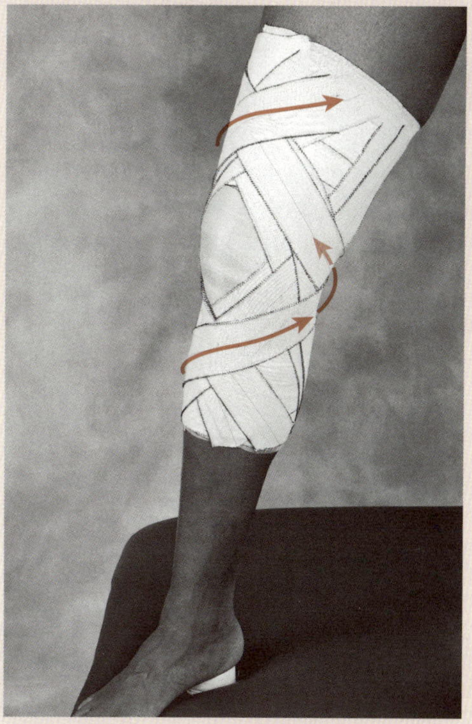

그림 5-11

(계속)

무릎 염좌 Knee sprain

(계속됨)

7. 2인치나 3인치의 가벼운 탄력 테이프를 이용하여, 허벅지 위쪽에서부터 테이핑을 시작하여, 무릎뼈 위쪽까지 테이프를 중첩시키면서 적용한다. 같은 테이프를 이용하여 무릎뼈 아래쪽에서부터 시작하여, 종아리 바닥까지 중첩하면서 테이핑을 적용한다 (그림 5-12 참고).
8. 신체 윤곽에 맞도록 보기 좋게 테이핑한다.
9. 운동선수는 선 자세에서, 테이핑의 느낌을 느껴본다. 그 다음, 테이프가 너무 타이트한지 아니면, 너무 느슨한지를 알아보기 위해, 걸어본다. 테이프가 너무 타이트하거나 느슨하다면, 테이핑을 다시 한번 적용해야 할 것이다.

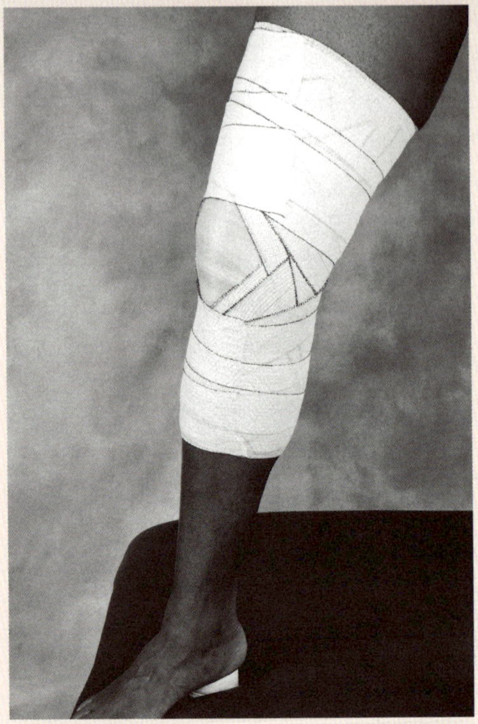

그림 5-12

팁, 힌트와 트릭

이런 테이핑 절차는 운동선수들에게 어색함을 느끼게 만들 것이고, 또 테이핑 절차의 목표인 움직임을 제한할 것이다. 10-15분 이후, 테이프가 느슨해지겠지만, 운동선수들은 테이핑 절차를 위해 움직여서는 안된다는 것을 알고 있어야 한다.

흔한 실수

1. 테이핑 절차가 너무 타이트해질 수 있기 때문에, 운동선수들은 테이핑하는 동안, 근육을 굽혀서는 안된다.
2. 테이핑의 가장자리가 무릎뼈에 너무 붙게 적용하면, 무릎뼈를 문지르거나 누르게 된다. 이로인해 운동선수들은 불편을 느끼게 된다.
3. 테이프를 너무 타이트하게 적용하면, 운동선수는 무릎을 굽힐 수 없게 되고, 불편함을 많이 느끼게 될 것이다.
4. 젖힘 스트립을 너무 낮게 적용하거나, 너무 높게 적용하면, 테이프가 종아리나 뒤넙다리근을 꼬집게 될 것이다.

무릎힘줄염
Patella (knee cap) tendonitis

이 절차는 무릎힘줄염에 이용된다.

손상에 대한 설명

허벅지 **앞쪽**(anterior)에 있는 넙다리네갈래근은 무릎힘줄을 통해 **무릎뼈**(슬개골, patella)에 붙은 후, 다시 무릎뼈를 지나서 정강뼈 **몸쪽**(proximal) 부위인 정강뼈거친면에 붙는다. 무릎힘줄은 강한 넙다리네갈래근으로 인해 많은 스트레스를 받고, 학대를 당한다. 걷거나, 달리거나, 서 있거나, 앉아 있거나, 점프할 때, 무릎힘줄에 스트레스가 가해진다. 무릎힘줄은 이들 스트레스 반응으로, 염증이 발생할 수 있다. 주로 손상받는 부위는 무릎뼈 아래 부위와 정강뼈 부착점 사이다.

절차의 목표

힘줄에 압력을 적용하는 프리-랩 밴드를 더해 줌으로써, 무릎힘줄이나 인대에 가해지는 힘을 흡수한다.

필요한 제품

- 프리-랩

환자 자세

운동선수는 양 다리에 체중을 균등하게 하고 선 자세를 취한다 (그림 5-13 참고).

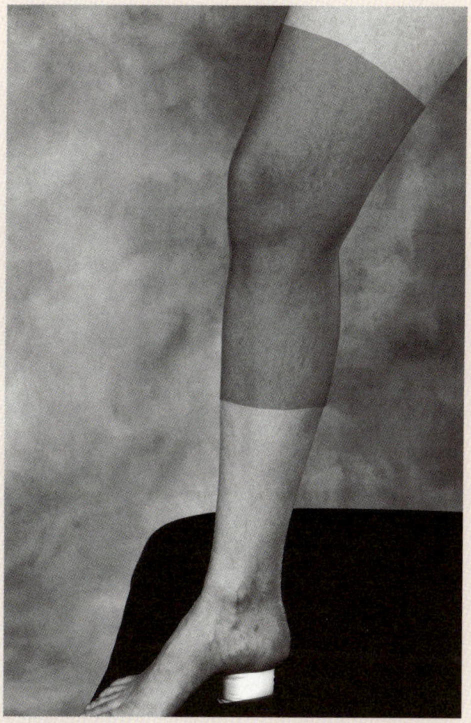

그림 5-13

(계속)

무릎힘줄염
Patella (knee cap) tendonitis

(계속됨)

단계별 적용

1. 종아리 바닥에서부터 프리-랩을 적용하여, 중간허벅지까지 중첩시키면서 테이핑한다 (그림 5-14 참고).

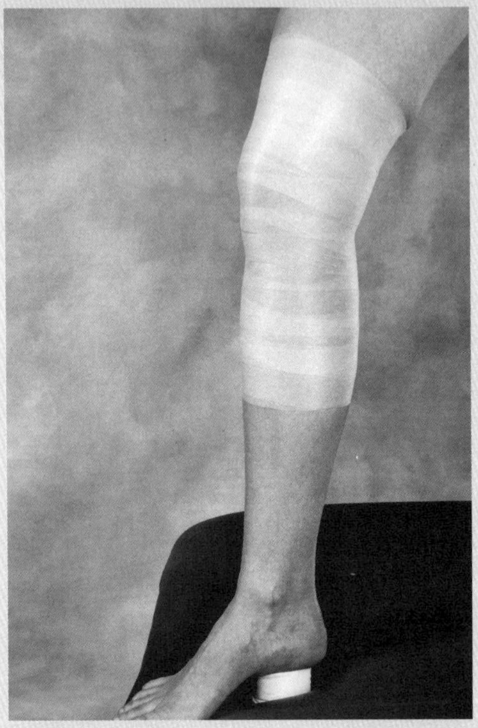

그림 5-14

2. 허벅지 끝에서 시작하여, 무릎뼈 바로 아깨까지 프리-랩을 돌돌 말아 감는다. 장딴지 밑에서 시작하여, 양쪽 롤이 만날 때까지 위쪽으로 돌돌말아 감아 올린다 (그림 5-15 참고).

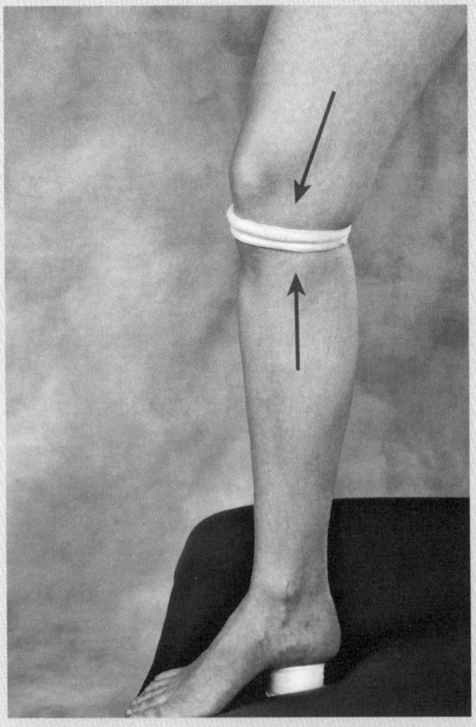

그림 5-15

(계속)

무릎힘줄염 Patella (knee cap) tendonitis (계속됨)

3. 두 개의 롤을 중첩시켜 하나의 밴드로 만든다. 만약 필요하다면, 그 밴드를 무릎뼈 바로 아래에 위치하도록 조절한다. 그리고 부드럽고 흐늘흐늘한 밴드 부위가 중간 힘줄에 위치하도록 한다 (그림 5-16 참고).
4. 운동선수는 선 자세에서 랩핑의 느낌을 느껴본다. 랩핑이 너무 타이트한지를 알아보기 위해 몇 초 동안 걸어본다. 너무 타이트하다면, 프리-랩의 밴드를 바깥쪽으로 당겨서 느슨하게 만들 필요가 있다.

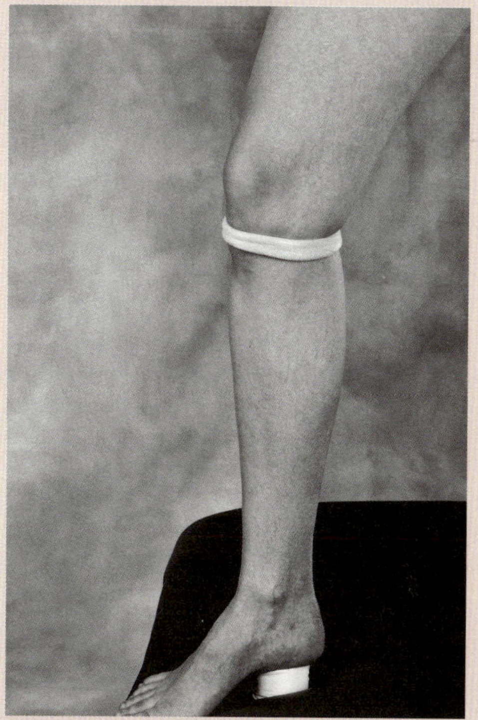

그림 5-16

팁, 힌트와 트릭

밴드는 편안함을 제공하지만, 너무 타이트해질 수 있다. 밴드가 혈관순환을 차단하기 시작하거나, 통증이 있거나, 혹은 근경련이 시작된다면, 밴드 밑으로 손가락을 2개 넣은 후, 밴드를 바깥쪽으로 당긴다. 이것은 밴드를 약간 느슨하게 만든다. 다리에 털이 많은 경우에는 털을 제거한 이후에, 이것을 적용하여 통증을 줄인다. 털을 제거하면, 프리랩을 돌돌 감을 때, 털이 당겨지지 않을 것이다. 털을 제거하지 않으면, 털의 당김에 의해 통증이 발생할 것이다.

흔한 실수

1. 프리랩을 너무 당겨 랩핑이 타이트해지게 한다.
2. 프리랩을 충분히 당기지 않는다.

기본적인 무릎 랩핑 Basic knee wrap

이 절차는 무릎 염좌/무릎 좌상, 무릎 젖힘, 무릎활막염, 무릎 부종 등에 이용된다.

손상에 대한 설명

무릎의 **안쪽**(내측, medial)에 있는 인대를 **안쪽곁인대**(medial collateral ligament, MCL)라 하고, 무릎의 **가쪽**(외측, lateral)에 있는 인대를 **가쪽곁인대**(lateral collateral ligament, LCL)라 부른다. 무릎의 **안쪽**(anterior)에 있는 인대를 **앞십자인대**(anterior cruciate ligament, ACL)라 하고, **뒤쪽**(posterior)에 있는 인대를 **뒤십자인대**(posterior cruciate ligament, PCL)라 한다. **Cruciate** means "cross". 이들 인대들은 강하지만, 무릎은 신체 중에서 가장 불안정한 관절중의 하나이다. MCL이 일반적으로 **바깥굽음**(외반, valgus)에 의해 손상되고, LCL은 **안굽음**(내반, varus) 스트레스에 의해 손상된다.

절차의 목표

과도한 부종이 있으면 그 부위를 눌러줌으로써 무릎관절에 일정한 압력을 제공한다. 손상 직후에 이런 절차는 적용하면, 부종 예방에 도움이 된다. 패딩이 필요하다면, 무릎 양측인, MCL과 LCL 위에 적용한다. 이런 절차는 경기를 위해 패딩을 적용하라는 의미는 아니다.

필요한 제품

- 6인치 탄력 랩
- 필요하다면, 저밀도 패딩

환자 자세

운동선수는 다리로 체중부하를 할 수 있는지에 따라 이런 절차를 하는 동안 눕거나, 선 자세를 취한다 (그림 5-17 참고).

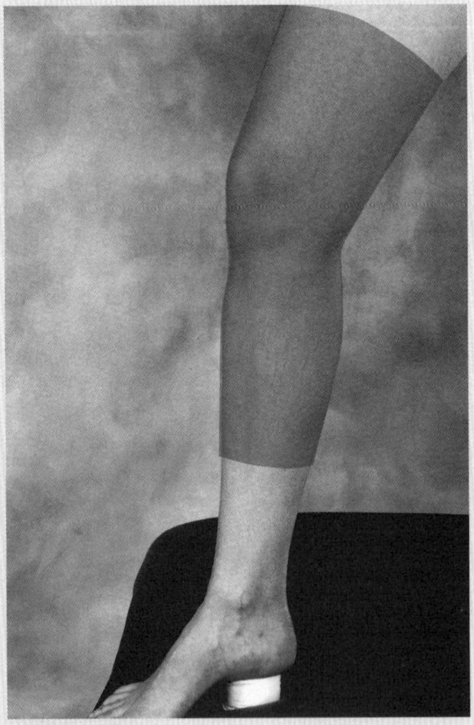

그림 5-17

(계속)

기본적인 무릎 랩핑 Basic knee wrap (계속됨)

단계별 적용

1. 종아리 바닥에서부터 랩을 적용한 후, 종아리 전체를 랩핑한다. 랩핑을 시작하는 모서리에다 "개의 귀"를 만든 후, 그 "개의 귀" 부위를 한 번 둘러 감는다. 이것은 랩핑이 제자리에 잘 위치하도록 만들어, 랩핑이 미끄러지지 않도록 한다(그림 5-18 참고).

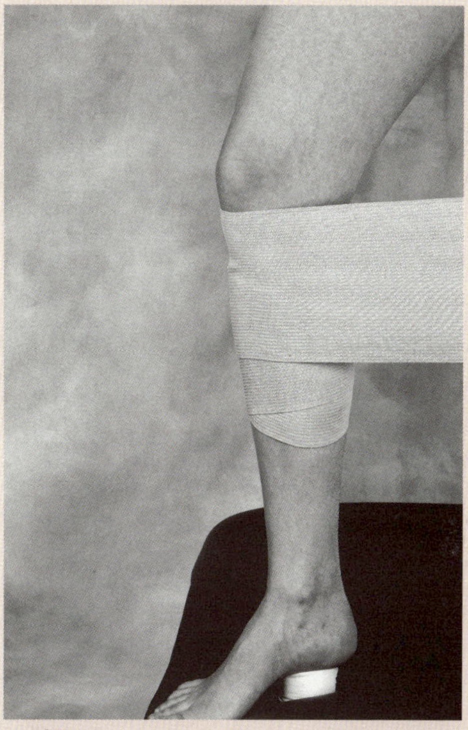

그림 5-18

2. 허벅지 쪽으로 랩을 중첩시키면서 감는다. 랩이 무릎뼈 아래에 도달하고 패딩이 필요하면, 저밀도 패딩을 무릎 양쪽에 배치하고, 계속 위쪽으로 랩을 감는다(그림 5-19 참고).

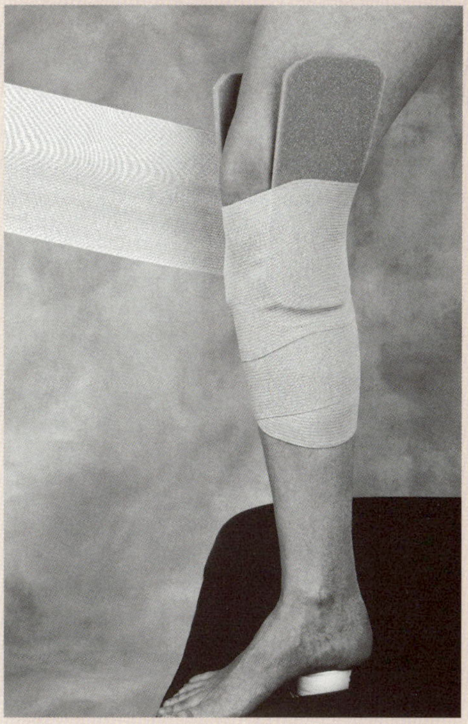

그림 5-19

(계속)

기본적인 무릎 랩핑 Basic knee wrap (계속됨)

3. 랩을 계속 위쪽으로 감아 올린다. 그리고 아래쪽에서는 랩을 평안하게 적용하고, 위쪽에서는 랩을 느슨하게 한다(그림 5-20 참고).
4. 가능하면, 허벅지 앞쪽에서 랩이 끝나도록 한다. 이것은 운동선수가 나중에 랩을 풀 때 편리하다. 랩이나 테이프가 제자리에 위치할 수 있도록 금속 클립을 이용할 수도 있다. 랩의 끝부분은 적어도 무릎뼈로부터 6인치 정도 떨어져 있어야 한다.
5. 운동선수는 선 자세에서 랩핑의 느낌을 느껴본다. 랩핑이 너무 타이트한지 혹은 느슨한지를 알아보기 위해 몇 초 동안 걸어본다. 너무 타이트하거나 느슨하다면, 랩핑을 다시 적용해야 할 것이다.

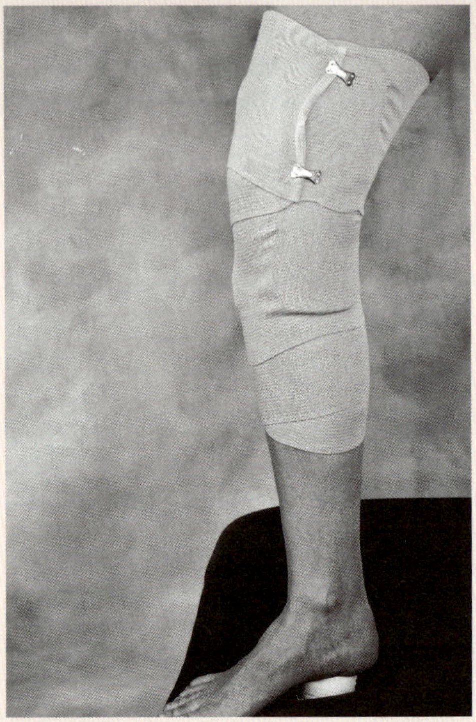

그림 5-20

팁, 힌트와 트릭

적절한 부위를 충분히 랩핑할 수 없을 때는 다른 랩을 첨가할 수 있다. 4인치나 6인치되는 이중 길이의 랩을 의료공급회사로부터 구입하여 랩핑에 적용할 수도 있다.

흔한 실수

1. 랩을 너무 타이트하게 적용하면, 혈류를 차단하여 둔감이나 통증을 일으킬 수 있다.
2. 랩을 너무 많이 중첩시키면, 랩이 부족하여 랩핑을 제대로 마무리 할 수 없을 것이다.

제 6 장 엉덩이/허벅지 부위 (Hip/Thigh)

학습목표

- 엉덩이의 기본적인 해부학을 다시 확인한다.
- 엉덩이와 관련된 기본적인 의학용어를 정의한다.
- 엉덩이에서 자주 일어날 수 있는 손상 기전을 다시 확인한다.
- 흔한 엉덩이 손상을 효율적으로 테이핑하고 랩핑한다.

엉덩이의 해부학 (Anatomy of the Hip)

근조직 (Musculature)

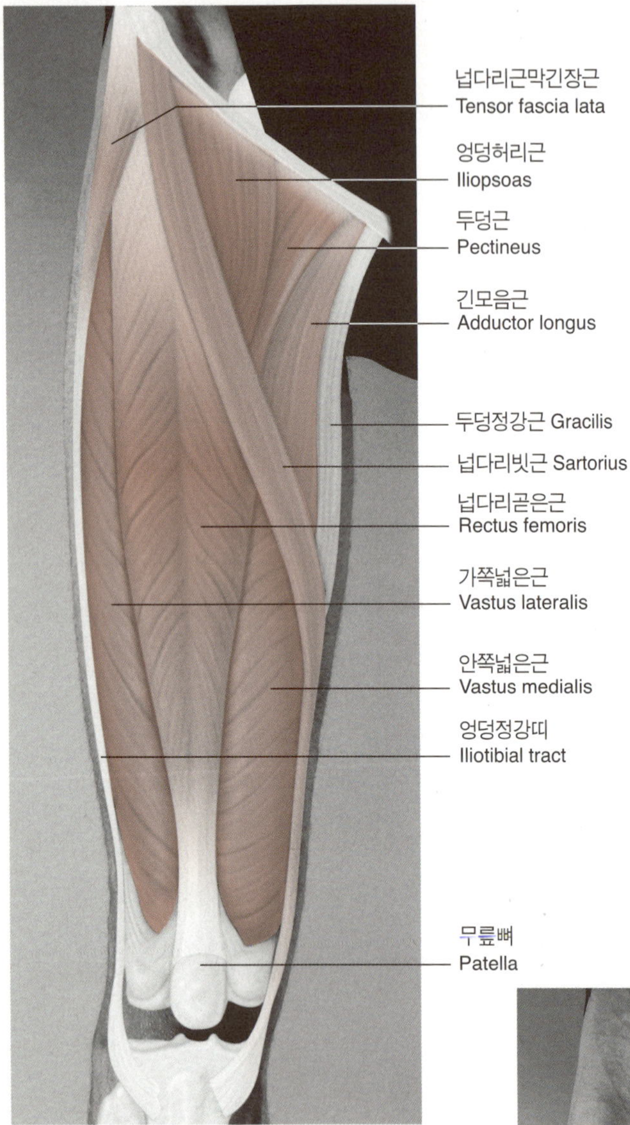

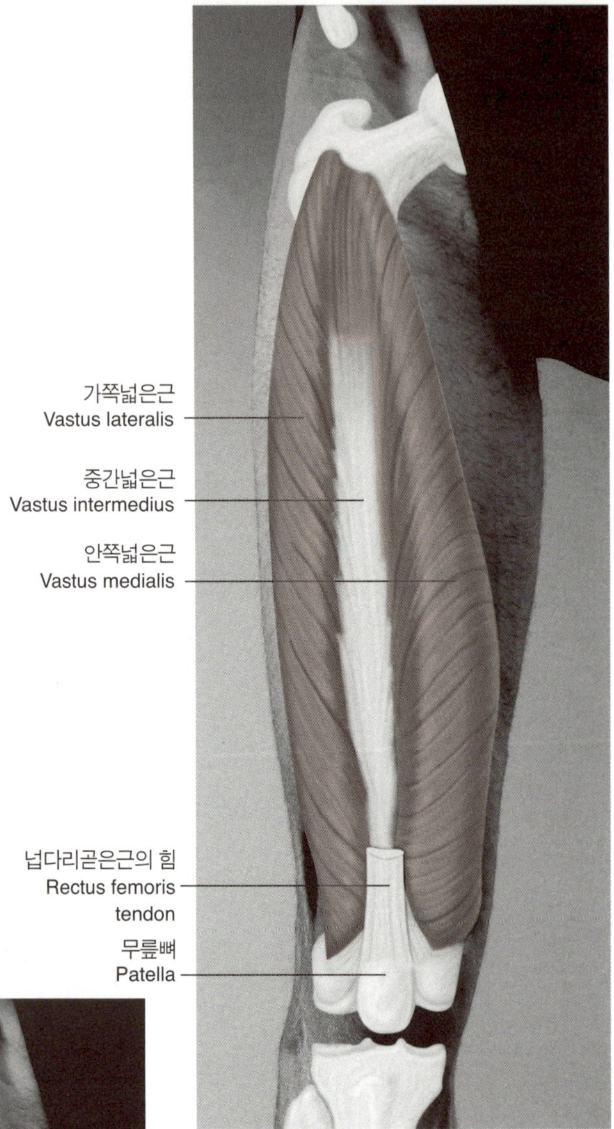

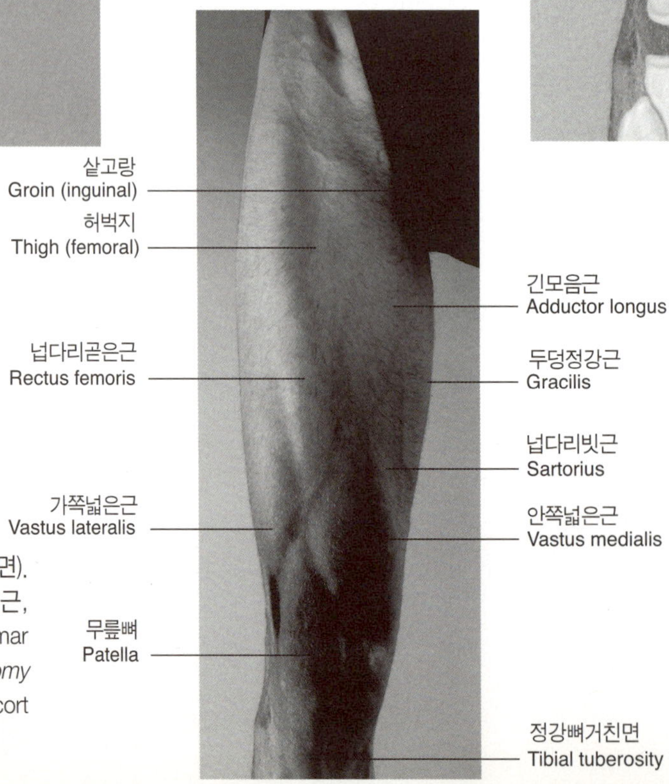

그림 6-1 다리의 표면 표식점(앞면). 위쪽 허벅지 근육, 넙다리네갈래근, 표면 표식점의 위치 (출처: Prekumar K. *The massage connection anatomy and physiology*. Baltimore: Lippincort Williams & Wilkins; 2004).

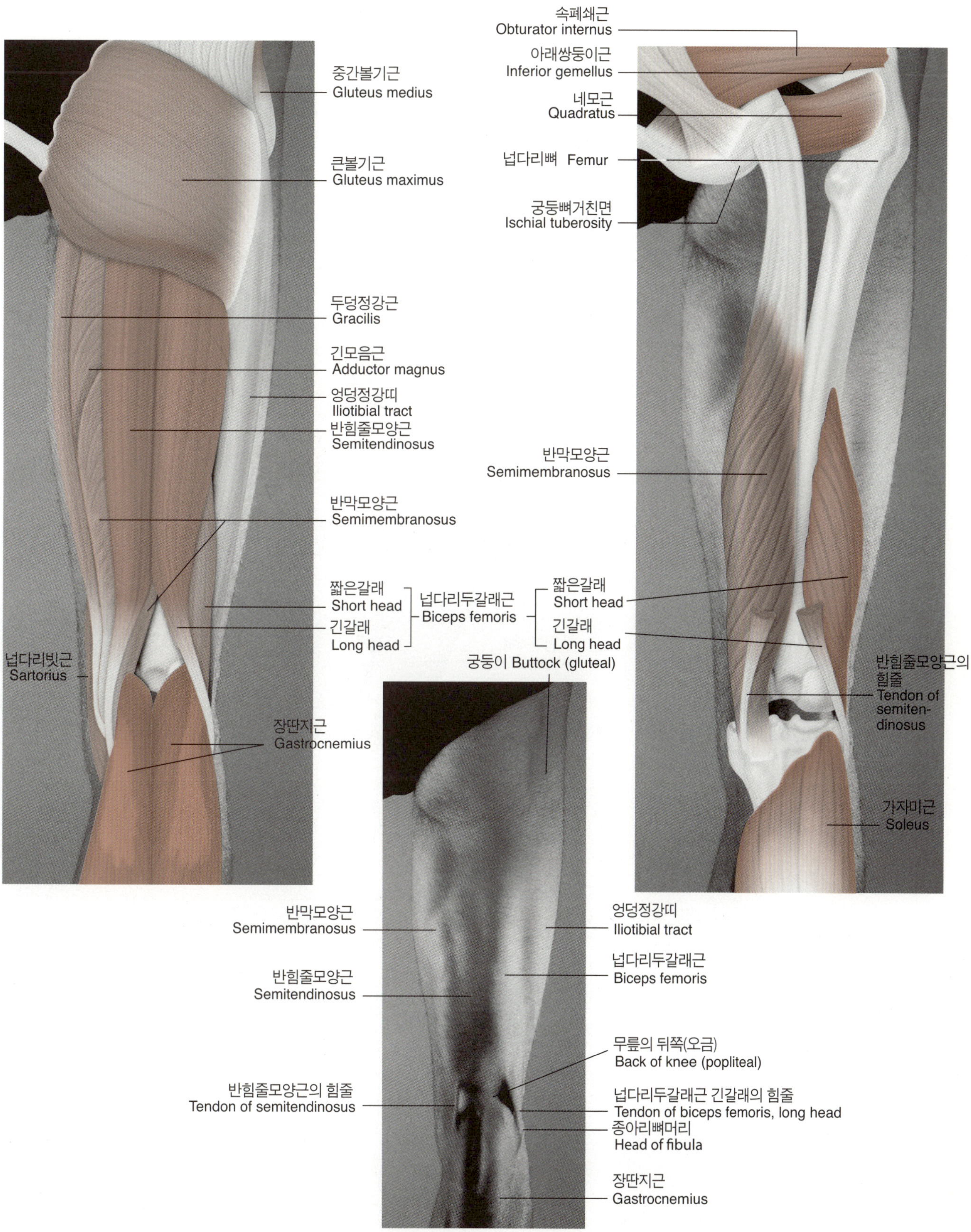

그림 6-2 다리의 표면 표식점(뒤면). 뒤쪽 허벅지 근육, 허벅지 뒷면의 속층 근육, 표면 표식점의 위치(출처: Prekumar K. *The massage connection anatomy and physiology*. Baltimore: Lippincort Williams & Wilkins; 2004).

인대 (Ligaments)

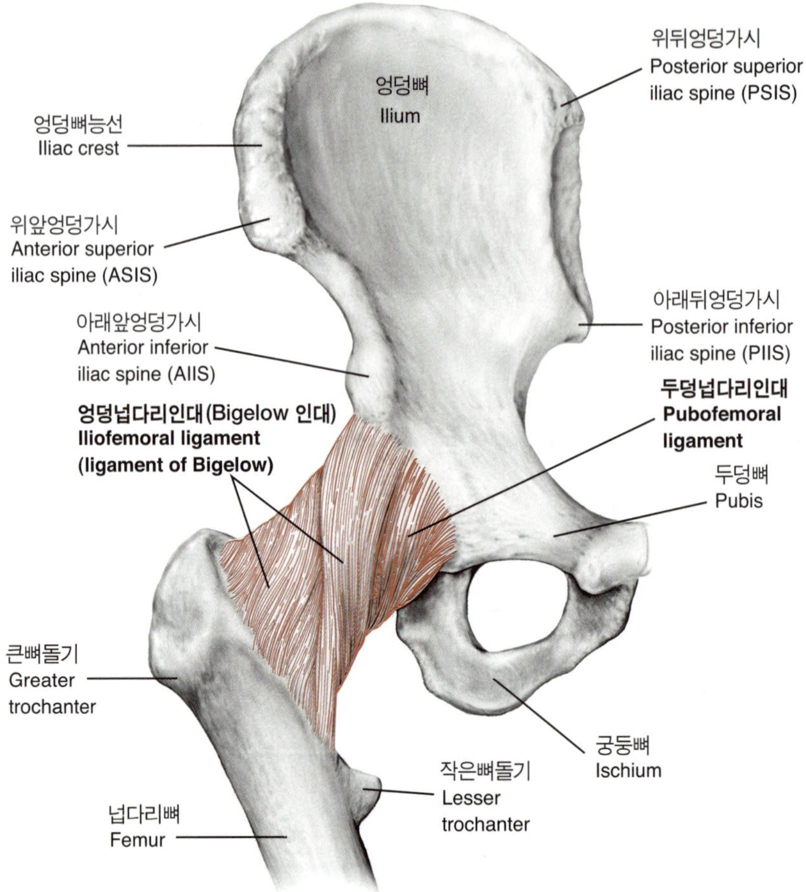

그림 6-3 오른 엉덩관절의 인대(앞면) (출처: Anatomy Chart Co.)

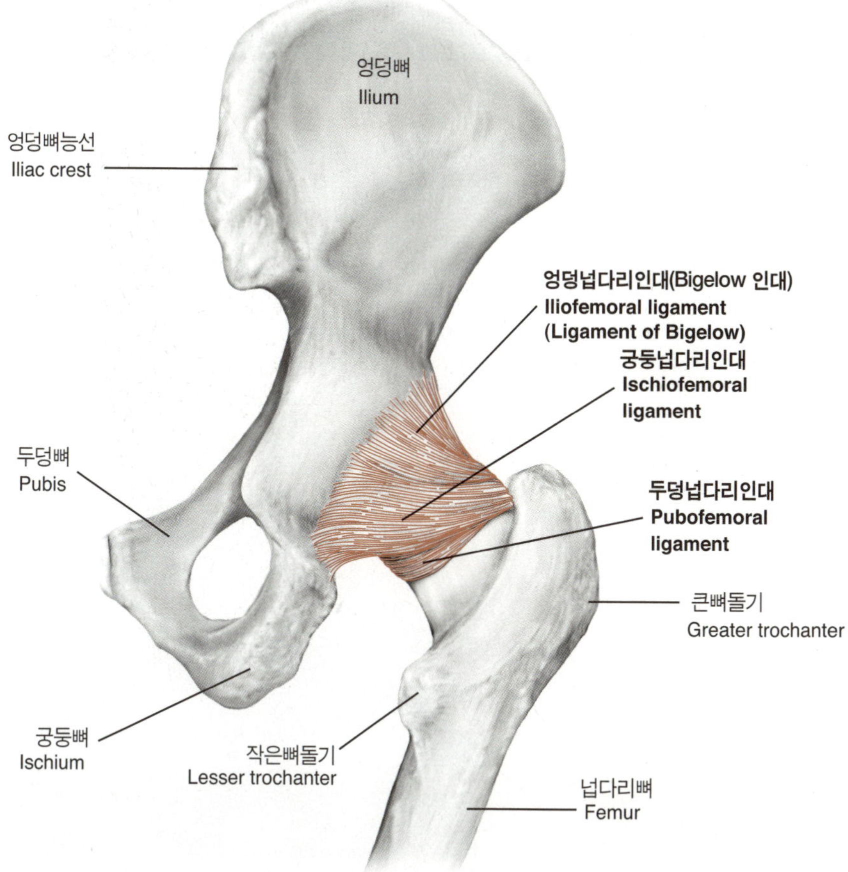

그림 6-4 오른 엉덩관절의 인대(뒤면) (출처: Anatomy Chart Co.)

엉덩관절 타박상 Hip pointer contusion(bruise)

이 절차는 엉덩관절 타박상에 이용된다.

손상에 대한 설명

손상된 부위는 골반의 엉덩뼈능선이다. 엉덩뼈능선은 엉덩관절 혹은 골반뼈의 위쪽 부위이다. 이 뼈 부위에는 피부가 얇고 충격을 흡수할 만한 연부조직이 존재하지 않는다. 몇몇 근육들이 엉덩뼈능선에 붙어 있어, 타박상을 당할 때 이들 근육도 손상을 받을 수 있다. 일반적으로, 출혈/부종이 잘 일어나고, 심한 통증이 발생한다.

절차의 목표

타박상을 당한 엉덩관절 부위를 압박하고 보호하는 것이다.

필요한 제품

- 6인치 탄력 랩(운동선수의 체격에 따라 좌우됨. 다른 랩이 필요할 수도 있음)
- 필요하다면, 고밀도 패딩
- 2인치 혹은 3인치의 가벼운 접착성 탄력 테이프

(계속)

엉덩관절 타박상 Hip pointer contusion(bruise) (계속됨)

환자 자세

운동선수는 양 다리를 어깨넓이로 벌리고 서서, 체중을 양 다리에 균등하게 한다 (그림 6-5 참고). 손상된 엉덩관절 부위를 노출시킨다. 운동선수는 손상된 부위가 노출되도록 바지를 내린다. 운동선수의 체면(부끄러움)을 가능하면 최대로 살린다.

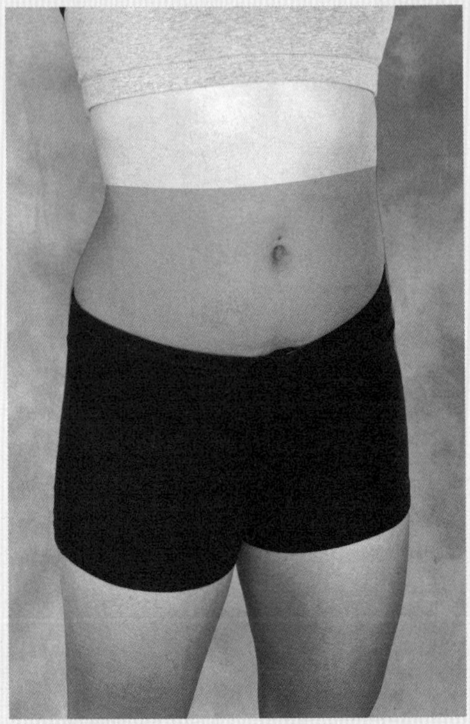

그림 6-5

단계별 적용

1. 가능하면 손상된 부위에 고밀도 패딩을 적용한다. 먼저 랩핑을 허리 부위와 패드 위의 엉덩관절 부위에서 시작한다. "개의 귀"를 만들어, 랩핑을 고정하고, 다음 단계로 넘어진다. 운동선수는 탄력 랩을 감는 동안, 숨을 들여 마시고, 그 다음 멈춘다. 만약 랩핑하는데 걸리는 시간이 예상보다 길면, 한 번 더 숨을 들여 마신 후, 그대로 멈춘다 (그림 6-6 참고).

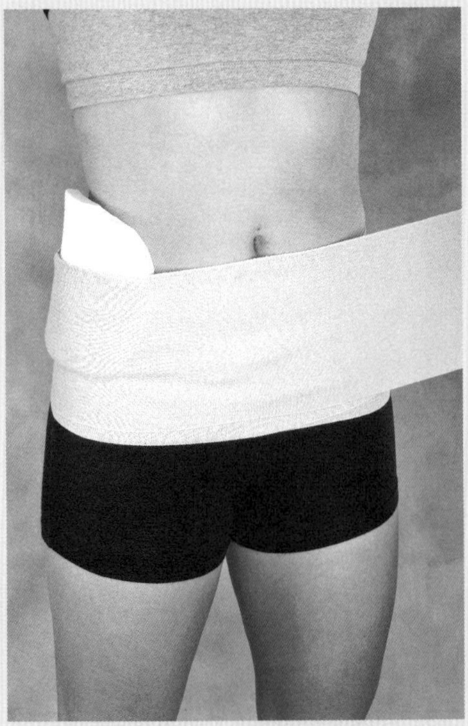

그림 6-6

(계속)

엉덩관절 타박상
Hip pointer contusion(bruise) *(계속됨)*

2. 더이상 랩핑할 수 없을 때까지 랩을 중첩시키면서 계속 감는다. 랩의 끝이 허리 앞쪽이나 엉덩관절 측면에 위치하도록 끝낸다. 랩의 끝이 제자리에 위치하도록 하기 위해 탄력 클립이나 테이프를 적용한다 (그림 6-7 참고).

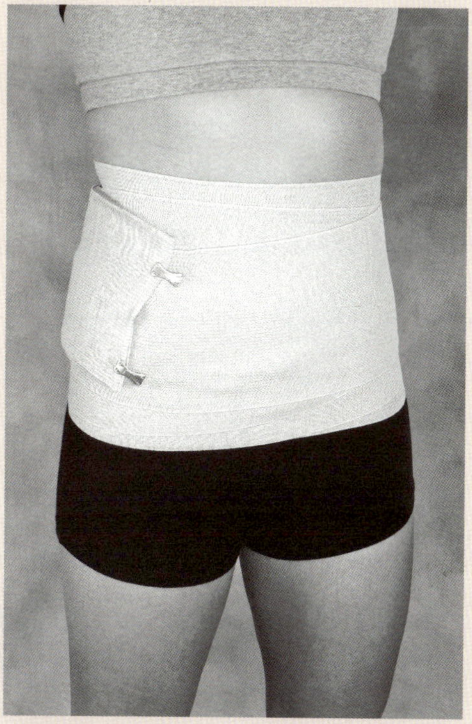

그림 6-7

3. 2인치나 3인치의 가벼운 탄력 테이프를 사용하여, 랩의 맨위쪽 부위부터 스트립을 중첩하면서 시작한 후, 점차 아래쪽으로 내려온다. 이것은 탄력 랩을 고정시키는데 도움을 주고, 또 랩이 돌돌말리지 않도록 만든다. 랩 위에 테이프를 적용할 때, 운동선수는 한 번 더 숨을 들여마신 후, 그대로 멈춘다 (그림 6-8 참고).

4. 운동선수는 선 자세에서 랩핑의 느낌을 느껴본다. 랩핑이 너무 타이트한지 혹은 느슨한지를 알아보기 위해 몇 초 동안 걸어본다. 너무 타이트하거나 느슨하다면, 랩핑을 다시 적용해야 할 것이다.

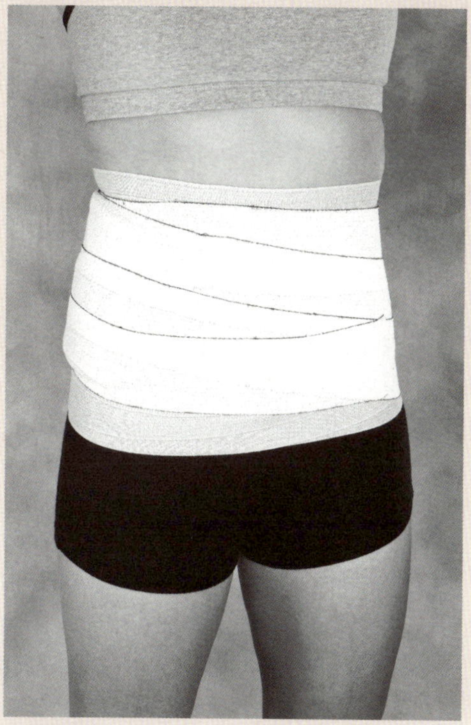

그림 6-8

(계속)

엉덩관절 타박상 Hip pointer contusion(bruise) *(계속됨)*

팁, 힌트와 트릭

적어도 손상 부위보다 2배 되는 패딩의 크기를 이용해야 한다. 패드의 크기는 적어도 손상 부위의 2배 되는 크기이어야 한다. 손상 부위에 직접 패드의 중간 부위를 대고 그 위에 랩을 교차시킨다. 이것은 타격을 손상되지 않은 부위로 분산하는데 도움을 준다.

흔한 실수

1. 손상 부위 보다 패드가 충분히 크지 않는 경우.
2. 랩을 너무 타이트하게 당기거나 너무 느슨하게 당기는 경우.
3. 미끄러짐을 일으킬 수 있는 spandex나 lycra와 같은 물질 위에 랩핑을 하는 경우.
4. 가벼운 탄력 테이프로 랩을 고정하지 않는 경우. 이것은 랩의 미끄러짐을 유발한다.

엉덩관절 굽힘근 좌상 Hip flexor strain

이 절차는 엉덩관절 굽힘근의 좌상에 이용된다.

손상에 대한 설명

엉덩관절 굽힘근군은 엉덩관절을 굽힌다. 이들 근육은 허벅지의 앞쪽과 위쪽에 위치하여 다리를 들어올리는데 도움을 준다. 무릎을 가슴 쪽으로 들어올리는 것이 엉덩관절 굽힘의 한 예이다. 엉덩관절 굽힘근은 대개 달리기를 하거나 점핑 활동을 할 때 손상을 입는다. 주로 이들 근육의 좌상은 흔한 편이다.

절차의 목표

손상받은 엉덩관절 굽힘근이나 굽힘근군을 지지하고 제한하는 것이다.

필요한 제품

- 4인치나 6인치 탄력 랩(운동선수의 체격에 따라 좌우됨. 길이를 첨가하기 위해 다른 랩이 필요할 수도 있음)
- 필요하다면, 저밀도 패딩
- 2인치 혹은 3인치의 가벼운 접착성 탄력 테이프

(계속)

엉덩관절 굽힘근 좌상 Hip flexor strain (계속됨)

환자 자세

운동선수는 양 다리를 어깨넓이로 벌리고 서서, 체중을 양 다리에 균등하게 한다. 손상받은 다리를 반대 다리보다 약간 앞쪽에 위치시키고 무릎을 약간 굽힌다(그림 6-9 참고).

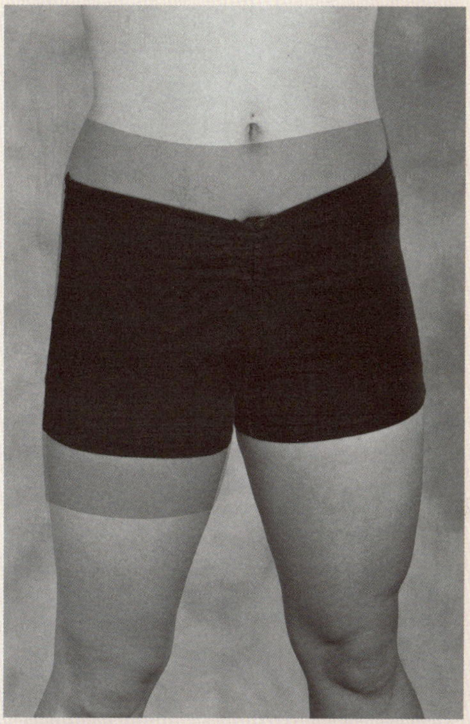

그림 6-9

단계별 적용

1. 랩핑을 중간허벅지에서부터 시작한 후, 계속 다리쪽으로 랩핑한다. 랩핑 시작 부위의 상단에 "개의 귀"를 만들고, 그 "개의 귀" 부위를 한 번 둘러 감는다. 이것은 랩핑이 제자리에 잘 위치하도록 만들어, 랩핑이 미끄러지지 않도록 한다(그림 6-10 참고).

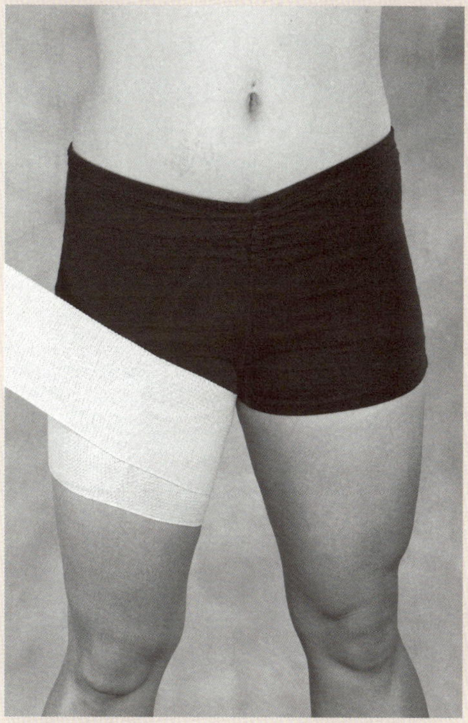

그림 6-10

(계속)

엉덩관절 굽힘근 좌상 Hip flexor strain (계속됨)

2. 허벅지 위쪽으로 랩을 중첩하면서 허리 까지 감는다. 일단 랩이 손상 부위의 아래 지점에 도달하고, 패딩이 필요하다면, 저밀도 패딩을 적용하고, 랩을 계속 위쪽으로 감는다 (그림 6-11 참고).

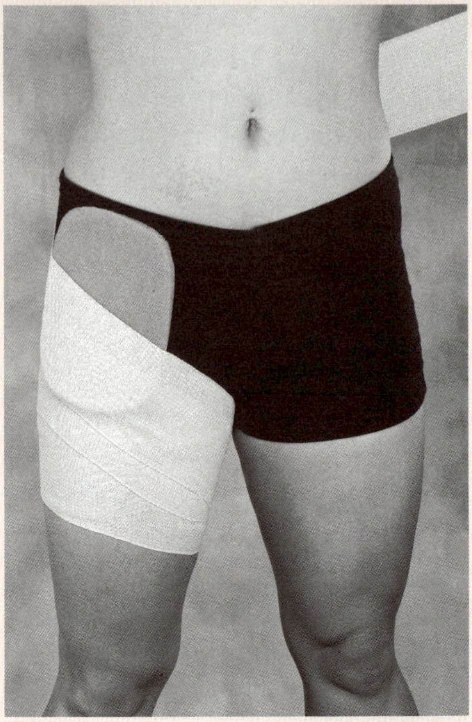

그림 6-11

3. 허벅지의 맨 위쪽에 도달하면, 허리를 둘러 감싼 후, 다시 허벅지의 맨 위쪽으로 내려온다. 랩은 맨 위쪽 허벅지의 앞쪽에서 교차되어야 한다. 이때 "교차부위(X)"는 한쪽으로 쏠리지 않고 허벅지 중심에 위치해야 한다 (그림 6-12 참고).

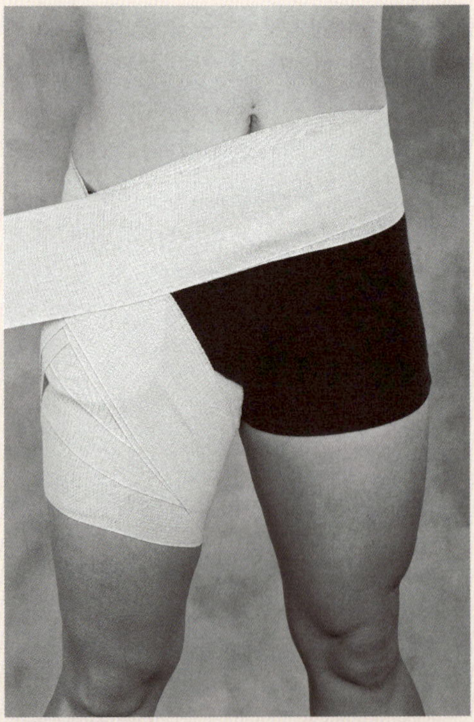

그림 6-12

(계속)

엉덩관절 굽힘근 좌상 Hip flexor strain (계속됨)

4. 가능하면, 허벅지나 허리의 앞쪽에서 랩이 끝나도록 한다. 이렇게 하면, 나중에 운동선수가 랩을 풀 때 쉬워진다. 금속 클립을 랩이나 테이프의 끝부위에 적용하여, 랩의 끝이 제자리에 위치하도록 한다.
5. 2인치나 3인치의 가벼운 탄력 테이프를 사용하여, 허리부위인 랩의 맨위쪽 부위에서 스트립을 중첩되게 하면서 적용한 후, 반대 방향으로 감는다. 이것은 탄력 랩을 고정시키는데 도움을 주고, 또 랩이 돌돌말리지 않도록 만든다 (그림 6-13 참고).
6. 운동선수는 선 자세에서 랩핑의 느낌을 느껴본다. 랩핑이 너무 타이트한지 혹은 느슨한지를 알아보기 위해 몇 초 동안 걸어본다. 너무 타이트하거나 느슨하다면, 랩핑을 다시 적용해야 할 것이다.

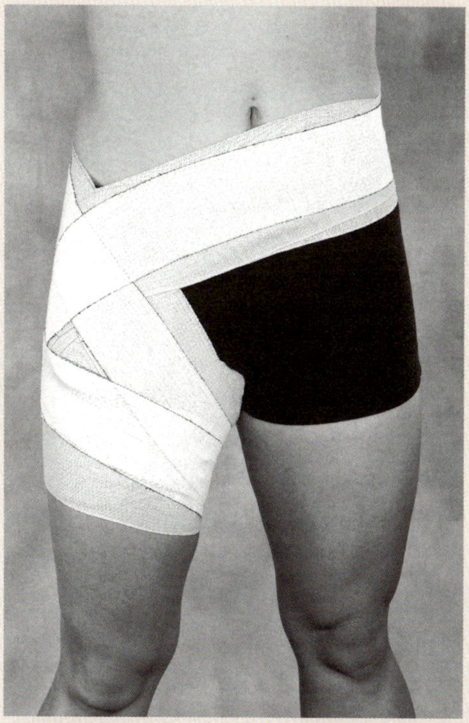

그림 6-13

팁, 힌트와 트릭

적절한 부위를 충분히 랩핑할 수 없을 때는 다른 랩을 첨가할 수 있다. 4인치나 6인치되는 이중 길이의 랩을 의료공급회사로부터 구입하여 랩핑에 적용할 수도 있다. 패드의 크기는 적어도 손상 부위의 2배 되는 크기이어야 한다.

흔한 실수

1. 랩을 너무 타이트하게 적용하면, 혈액순환이 차단되어, 둔감과 통증을 일으킬 수 있다.
2. 랩을 너무 많이 중첩시키면, 랩이 부족하여 랩핑을 제대로 마무리 할 수 없을 것이다.
3. 다리 앞쪽에서 교차되는 랩이 너무 안쪽으로 치우치면, 생식기에 영향을 줄 수 있다.
4. 테이핑하는 동안 근육을 굽히면, 테이핑이 너무 타이트해질 수 있다.

살고랑 좌상 Groin strain

이 절차는 살고랑 혹은 모음근군의 좌상에 이용된다.

손상에 대한 설명

살고랑 근육 혹은 모음근군은 다리를 **모음**(내전, adducts)한다. 이들 근육은 허벅지의 앞쪽과 위쪽에 위치하여, 다리를 안쪽으로 당긴다. 엉덩관절 모음의 예는 양 다리를 함께 모으는 것이다. 살고랑 근육은 달리기, 점핑 활동 및 다리찢기 등을 할 때 주로 손상을 당한다. 이들 근육의 좌상은 흔한 편이다.

절차의 목표

손상된 살고랑 근육 혹은 모음근, 혹은 모음근군을 지지하고 제한한다.

필요한 제품

- 4인치 혹은 6인치 탄력 랩(운동선수의 체격에 따라 좌우됨. 길이를 더하기 위해 다른 랩이 필요할 수도 있음)
- 필요하다면, 저밀도 패딩
- 2인치 혹은 3인치의 가벼운 접착성 탄력 테이프

환자 자세

운동선수는 양 다리를 어깨넓이로 벌리고 서서, 체중을 양 다리에 균등하게 한다. 손상받은 다리를 반대 다리보다 약간 앞쪽에 위치시키고 무릎을 약간 굽힌다. 손상된 다리는 안쪽으로 돌림되어야 한다. 끝으로 운동선수는 몸통을 손상된 부위 쪽으로 돌린다 (그림 6-14 참고).

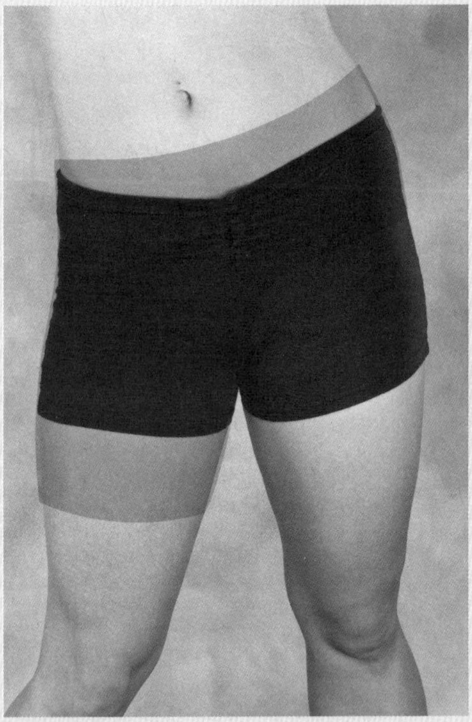

그림 6-14

(계속)

샅고랑 좌상 Groin strain

(계속됨)

단계별 적용

1. 랩핑을 중간허벅지에서부터 시작한 후, 안쪽에서 바깥쪽으로 다리를 둘러 감싼다. 랩핑 시작 부위의 상단에 "개의 귀"를 만들고, 그 "개의 귀" 부위를 한 번 둘러 감는다. 이것은 랩핑이 제자리에 잘 위치하도록 만들어, 랩핑이 미끄러지지 않도록 한다 (그림 6-15 참고).

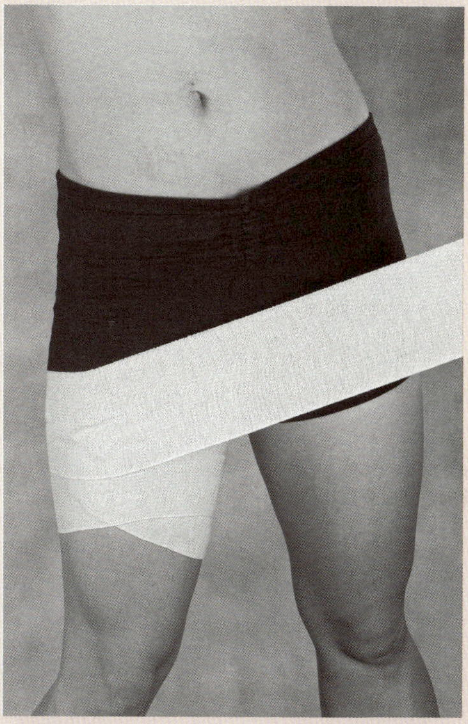

그림 6-15

2. 허벅지 위쪽으로 랩을 중첩하면서 허리까지 감는다. 일단 랩이 손상 부위의 아래 지점에 도달하고, 패딩이 필요하다면, 저밀도 패딩을 적용하고, 랩을 계속 위쪽으로 감는다 (그림 6-16 참고).

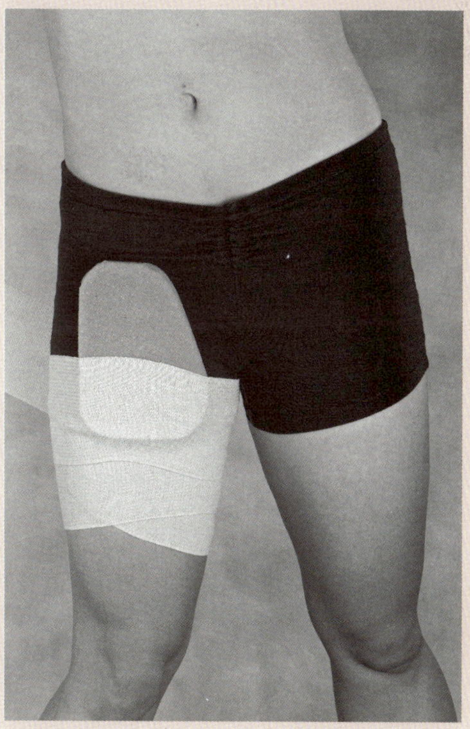

그림 6-16

(계속)

샅고랑 좌상 Groin strain

(계속됨)

3. 허벅지의 맨 위쪽에 도달하면, 허리를 둘러 감싼 후, 다시 허벅지의 맨 위쪽으로 내려온다. 랩은 맨 위쪽 허벅지의 앞쪽에서 교차되어야 한다. 이때 "교차부위(X)"는 허벅지 중심보다 안쪽에 위치해야 한다 (그림 6-17 참고).

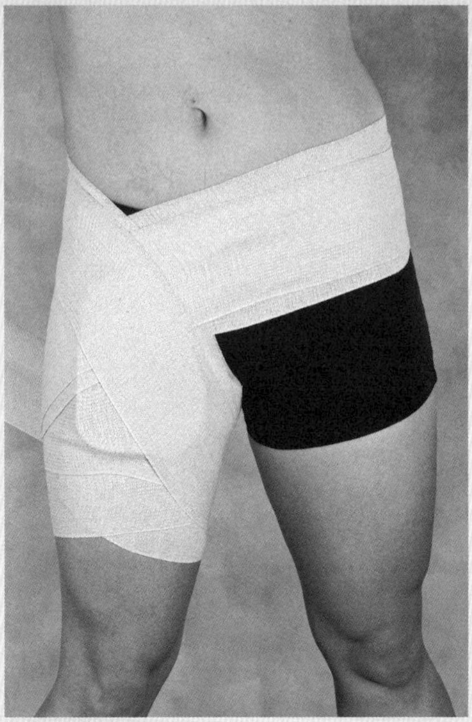

그림 6-17

4. 가능하면, 허벅지나 허리의 앞쪽에서 랩이 끝나도록 한다. 이렇게 하면, 나중에 운동선수가 랩을 풀 때 쉬워진다. 금속 클립을 랩이나 테이프의 끝부위에 적용하여, 랩의 끝이 제자리에 위치하도록 한다.
5. 2인치나 3인치의 가벼운 탄력 테이프를 사용하여, 허리부위인 랩의 맨위쪽 부위에서 스트립을 중첩되게 하면서 적용한 후, 반대 방향으로 감는다. 이것은 탄력 랩을 고정시키는데 도움을 주고, 또 랩이 돌돌말리지 않도록 만든다 (그림 6-18 참고).
6. 운동선수는 선 자세에서 랩핑의 느낌을 느껴본다. 랩핑이 너무 타이트한지 혹은 느슨한지를 알아보기 위해 몇 초 동안 걸어본다. 너무 타이트하거나 느슨하다면, 랩핑을 다시 적용해야 할 것이다.

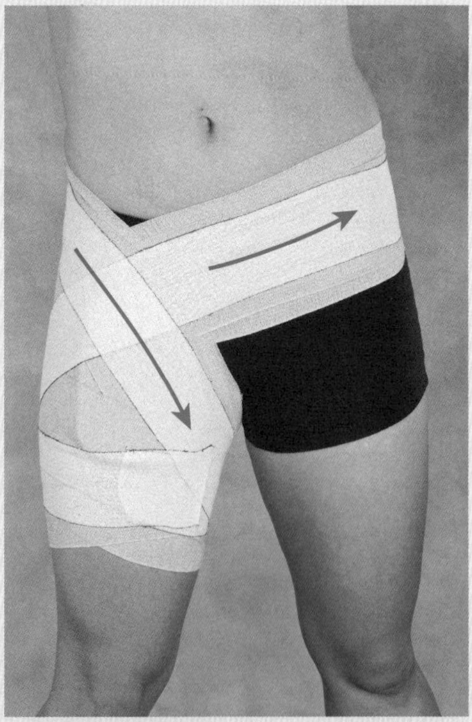

그림 6-18

(계속)

살고랑 좌상 Groin strain

(계속됨)

팁, 힌트와 트릭

적절한 부위를 충분히 랩핑할 수 없을 때는 다른 랩을 첨가할 수 있다. 4인치나 6인치되는 이중 길이의 랩을 의료공급 회사로부터 구입하여 랩핑에 적용할 수도 있다. 패드의 크기는 적어도 손상 부위의 2배 되는 크기이어야 한다. 패딩이 생식기에 닿지 않도록 끝 부분을 도려내야 한다.

흔한 실수

1. 랩을 너무 타이트하게 적용하면, 혈액순환이 차단되어, 둔감과 통증을 일으킬 수 있다.
2. 랩을 너무 많이 중첩시키면, 랩이 부족하여 랩핑을 제대로 마무리 할 수 없을 것이다.
3. 다리 앞쪽에서 교차되는 랩이 너무 안쪽으로 치우치면, 생식기에 영향을 줄 수 있다.
4. 테이핑하는 동안 근육을 굽히면, 테이핑이 너무 타이트해질 수 있다.

넙다리네갈래근/뒤넙다리근의 좌상 Quadriceps/hamstring strain

이 절차는 넙다리네갈래근과 뒤넙다리근의 좌상에 이용된다.

손상에 대한 설명

넙다리네갈래근과 뒤넙다리근은 각각 허벅지의 앞쪽과 뒤쪽에 위치하고, 무릎을 펴고 굽히는 작용을 한다. 이들 근육은 허벅지 근육 중에서 가장 흔하게 손상되는 근육들이다. 이들 근육은 주로 달리기와 점핑 활동을 할 때 주로 손상을 당한다.

절차의 목표

손상된 넙다리네갈래근/뒤넙다리근에게 지지를 제공한다.

필요한 제품

- 6인치 탄력 랩
- 필요하다면, 저밀도 패딩
- 2인치 혹은 3인치의 가벼운 접착성 탄력 테이프

(계속)

넙다리네갈래근/뒤넙다리근의 좌상 Quadriceps/hamstring strain *(계속됨)*

환자 자세

운동선수는 양 다리를 어깨넓이로 벌리고 서서, 체중을 양 다리에 균등하게 한다. 손상받은 다리를 반대 다리보다 약간 앞쪽에 위치시키고 무릎을 약간 굽힌다 (그림 6-19 참고).

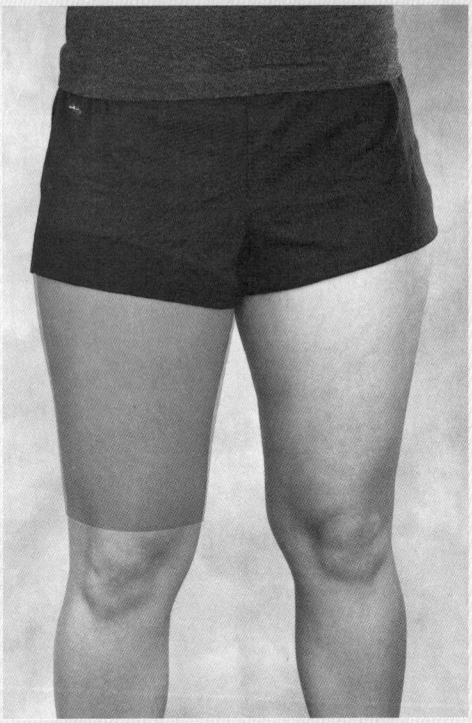

그림 6-19

단계별 적용

1. 랩핑을 무릎뼈 바로 위쪽인, 아래 허벅지에서부터 시작한 후, 허벅지를 감싼다. 랩핑 시작 부위의 상단에 "개의 귀"를 만들고, 그 "개의 귀" 부위를 한 번 둘러 감는다. 이것은 랩핑이 제자리에 잘 위치하도록 만들어, 랩핑이 미끄러지지 않도록 한다 (그림 6-20 참고).

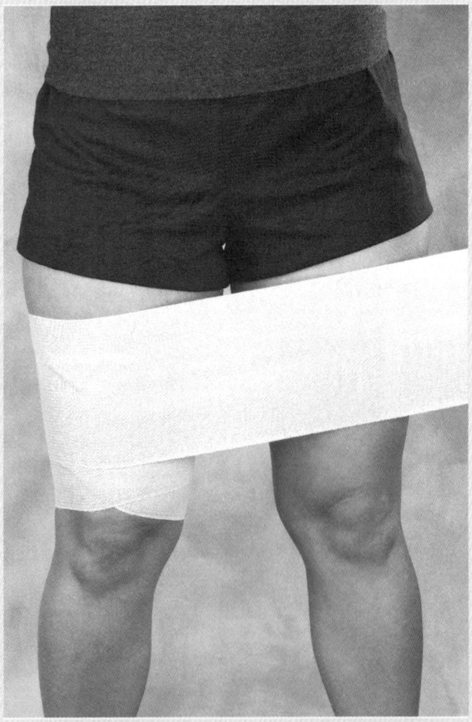

그림 6-20

(계속)

넙다리네갈래근/뒤넙다리근의 좌상 Quadriceps/hamstring strain (계속됨)

2. 허벅지 맨 위쪽으로 랩을 중첩하면서 감는다. 일단 랩이 손상 부위의 아래 지점에 도달하고, 패딩이 필요하다면, 저밀도 패딩을 적용하고, 랩을 계속 위쪽으로 감는다 (그림 6-21 참고).

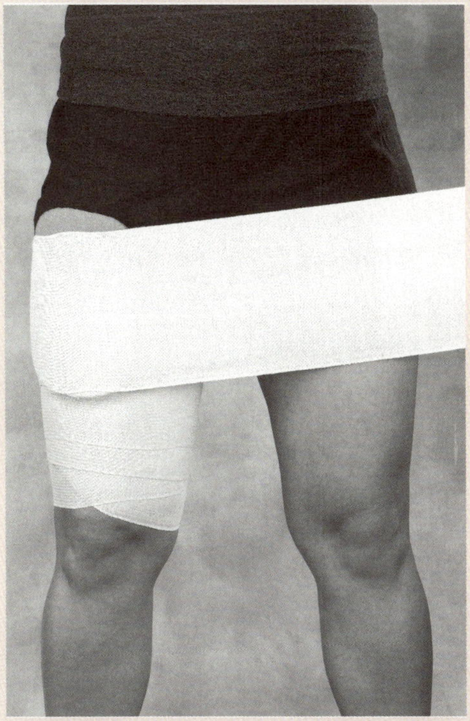

그림 6-21

3. 가능하면, 허벅지의 앞쪽에서 랩이 끝나도록 한다. 이렇게 하면, 나중에 운동선수가 랩을 풀 때 쉬워진다. 금속 클립을 랩이나 테이프의 끝부위에 적용하여, 랩의 끝이 제자리에 위치하도록 한다 (그림6-22 참고).

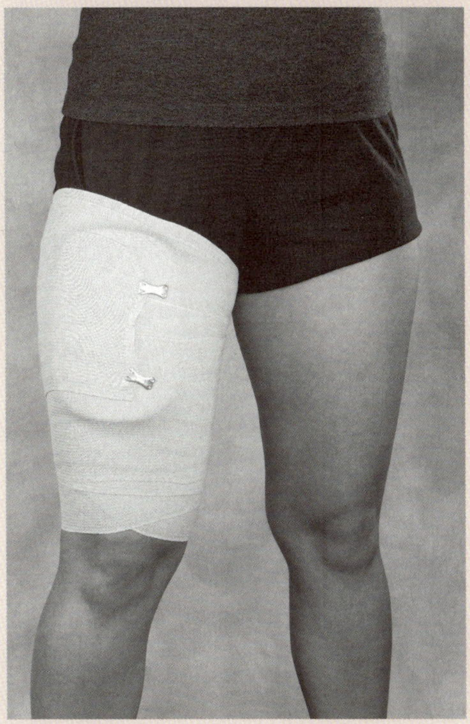

그림 6-22

(계속)

넙다리네갈래근/뒤넙다리근의 좌상 Quadriceps/hamstring strain (계속됨)

4. 2인치나 3인치의 가벼운 탄력 테이프를 사용하여, 허벅지의 맨 위쪽인 랩의 맨위쪽 부위에서 스트립을 중첩되게 하면서 적용한 후, 아래 허벅지 쪽으로 내려가면서 감는다. 이것은 탄력 랩을 고정시키는데 도움을 주고, 또 랩이 돌돌말리지 않도록 만든다 (그림 6-23 참고).
5. 운동선수는 선 자세에서 랩핑의 느낌을 느껴본다. 랩핑이 너무 타이트한지 혹은 느슨한지를 알아보기 위해 몇 초 동안 걸어본다. 너무 타이트하거나 느슨하다면, 랩핑을 다시 적용해야 할 것이다.

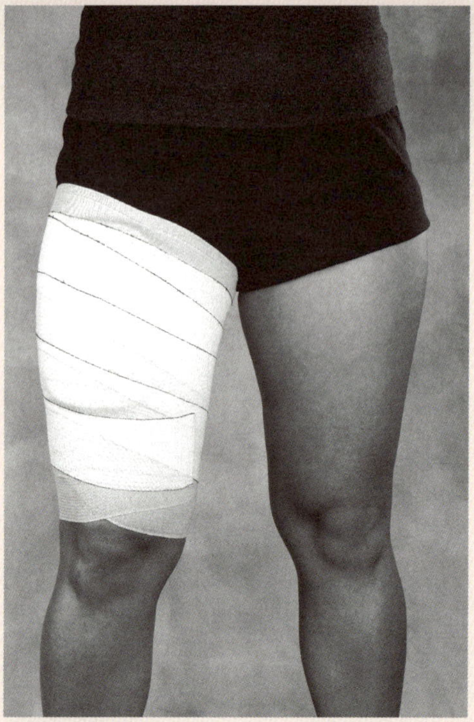

그림 6-23

팁, 힌트와 트릭

적절한 부위를 충분히 랩핑할 수 없을 때는 다른 랩을 첨가할 수 있다. 4인치나 6인치되는 이중 길이의 랩을 의료공급회사로부터 구입하여 랩핑에 적용할 수도 있다. 패드의 크기는 적어도 손상 부위의 2배 되는 크기이어야 한다.

흔한 실수

1. 랩을 너무 타이트하게 적용하면, 혈액순환이 차단되어, 둔감과 통증을 일으킬 수 있다.
2. 랩을 너무 많이 중첩시키면, 랩이 부족하여 랩핑을 제대로 마무리 할 수 없을 것이다.
3. 테이핑하는 동안 근육을 굽히면, 테이핑이 너무 타이트해질 수 있다.

허벅지 타박상
Thigh contusion (bruise)

이 절차는 샅고랑 혹은 모음근군의 좌상에 이용된다.

손상에 대한 설명

넙다리네갈래근이 허벅지의 **앞쪽**(anterior)에 위치하기 때문에, 쉽게 타박상을 입을 수 있다. 이 부위의 타박상은 화골성 근염과 같은 심각한 합병증이 발생할 수 있기 때문에, 보호가 필요하다.

절차의 목표

타박상을 입은 허벅지 부위에 압박을 적용하고 보호하는 것이다.

필요한 제품

- 6인치 탄력 랩
- 고밀도 패딩
- 2인치 혹은 3인치의 가벼운 접착성 탄력 테이프

환자 자세

운동선수는 양 다리를 어깨넓이로 벌리고 서서, 체중을 양 다리에 균등하게 한다. 손상받은 다리를 반대 다리보다 약간 앞쪽에 위치시키고 무릎을 약간 굽힌다 (그림 6-24 참고).

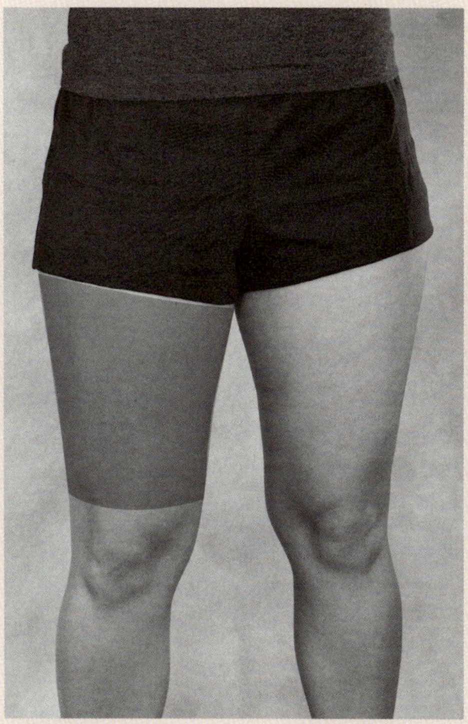

그림 6-24

(계속)

허벅지 타박상 Thigh contusion (bruise (계속됨)

단계별 적용

1. 손상 부위에 고밀도 패딩을 적용한다 (그림 6-25 참고).

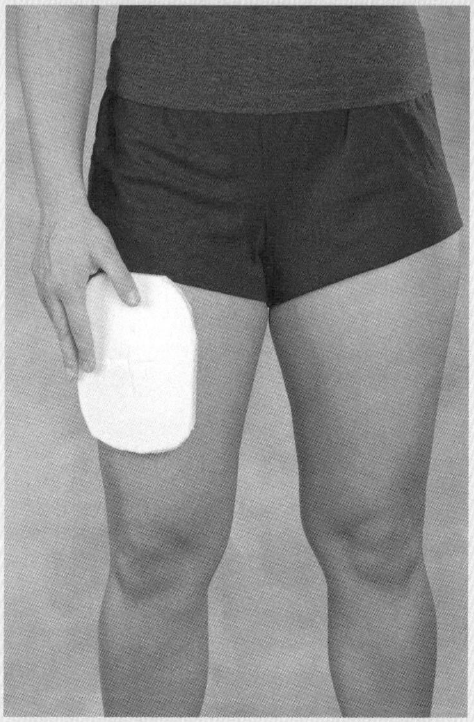

그림 6-25

2. 그 다음에는, 허벅지까지 넙다리네갈래근/뒤넙다리근 좌상의 랩을 적용한다 (그림 6-26 참고).

3. 운동선수는 선 자세에서 랩핑의 느낌을 느껴본다. 랩핑이 너무 타이트한지 혹은 느슨한지를 알아보기 위해 몇 초 동안 걸어본다. 너무 타이트하거나 느슨하다면, 랩핑을 다시 적용해야 할 것이다.

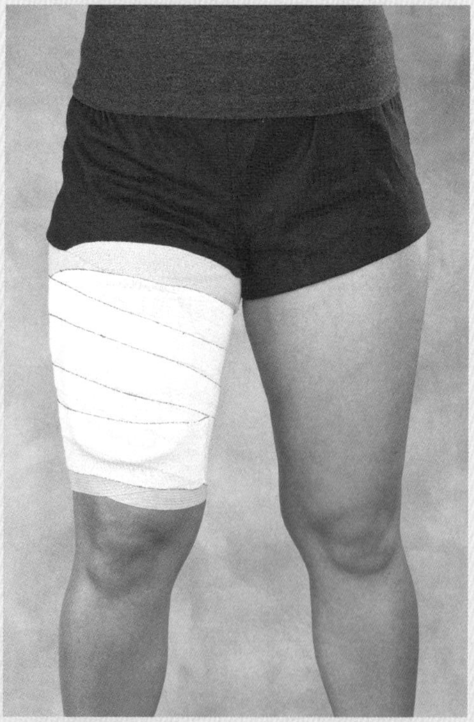

그림 6-26

(계속)

허벅지 타박상
Thigh contusion (bruise)

(계속됨)

팁, 힌트와 트릭

적절한 부위를 충분히 랩핑할 수 없을 때는 다른 랩을 첨가할 수 있다. 4인치나 6인치되는 이중 길이의 랩을 의료공급회사로부터 구입하여 랩핑에 적용할 수도 있다. 패드의 크기는 적어도 손상 부위의 2배 되는 크기이어야 한다. 손상부위에 직접 패드의 중간 부위를 대고 그 위에 랩을 교차시킨다. 이것은 타격을 손상되지 않은 부위로 힘을 분산하는데 도움을 준다. 경기를 할 때는 더 강한 보호가 필요하기 때문에, 딱딱한 패드를 이용해야 할 것이다. 이 손상부위를 냉치료할 때는, 동시에 무릎을 굽혀야 한다.

흔한 실수

1. 랩을 너무 타이트하게 적용하면, 혈류를 차단하여 둔감이나 통증을 일으킬 수 있다.
2. 랩을 너무 많이 중첩시키면, 랩이 부족하여 랩핑을 제대로 마무리 할 수 없을 것이다.
3. 테이핑하는 동안 근육을 굽히면, 테이핑이 너무 타이트해질 수 있다.

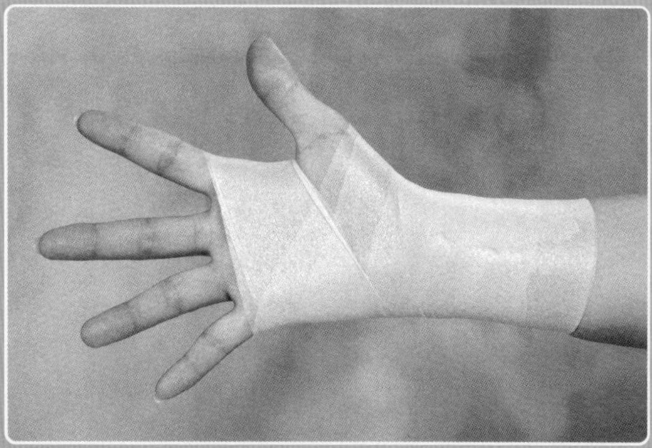

제 Ⅲ 부

팔 부위
(Lower Extremity)

제 7 장 아래팔/손목/손 (Lower Arm/Wrist/Hand)

학습목표

- 아래팔의 기본적인 해부학을 다시 확인한다.
- 아래팔과 관련된 기본적인 의학용어를 정의한다.
- 아래팔에서 자주 일어날 수 있는 손상 기전을 다시 확인한다.
- 흔한 아래팔의 손상을 효율적으로 테이핑하고 랩핑한다.

아래팔의 해부학 (Anatomy of the Lower Arm)

근조직 (Musculature)

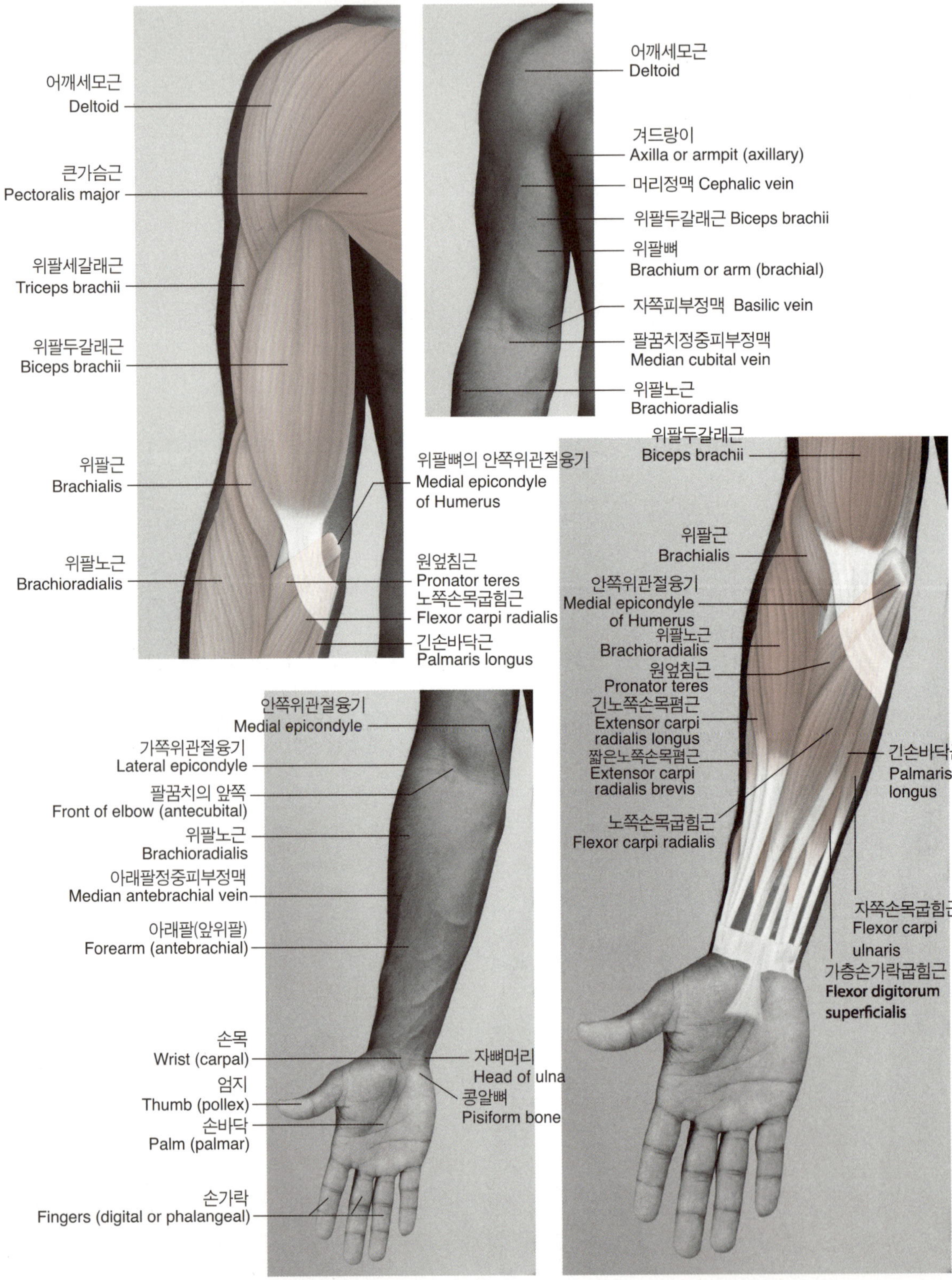

그림 7-1 팔의 표면 표식점(앞면과 뒷면). 위팔(앞면)의 근조직 위치, 위팔의 표면 표식점(앞면), 아래팔 근조직의 위치(앞면), 그리고 아래팔과 손의 표면 표식점(앞면) (출처: Prekumar K. *The massage connection anatomy and physiology*. Baltimore: Lippincort Williams & Wilkins; 2004).

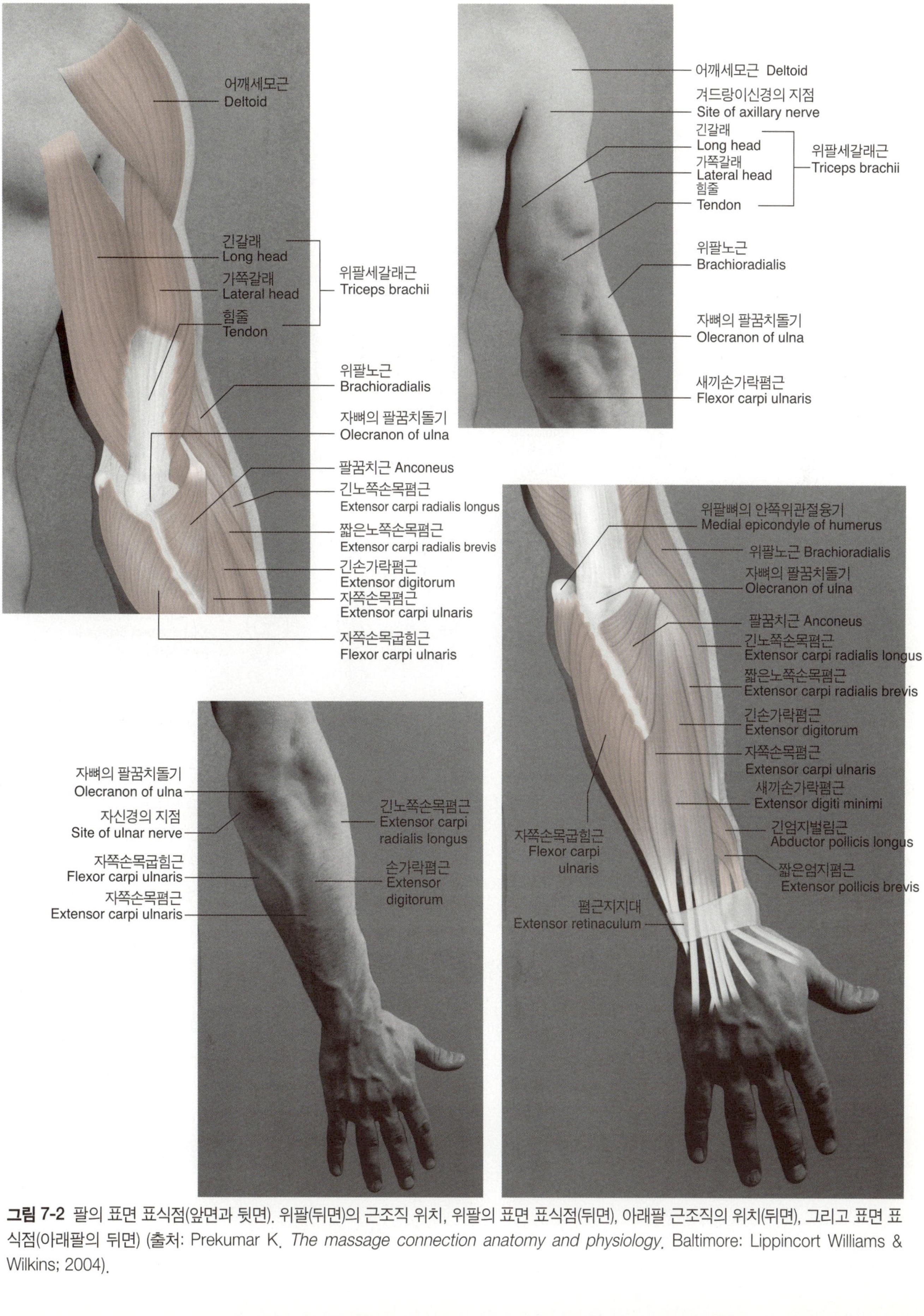

그림 7-2 팔의 표면 표식점(앞면과 뒷면). 위팔(뒤면)의 근조직 위치, 위팔의 표면 표식점(뒤면), 아래팔 근조직의 위치(뒤면), 그리고 표면 표식점(아래팔의 뒤면) (출처: Prekumar K. *The massage connection anatomy and physiology*. Baltimore: Lippincort Williams & Wilkins; 2004).

인대 (Ligaments)

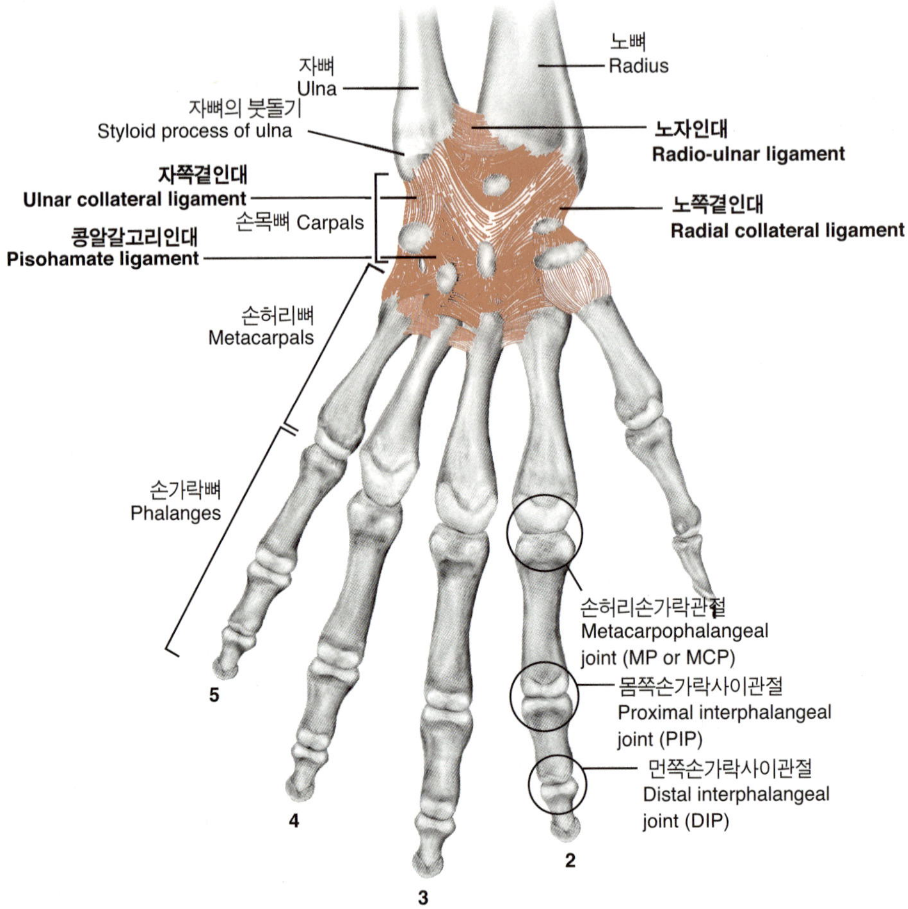

그림 7-3 왼손목의 인대(앞면) (출처: Anatomy Chart Co.)

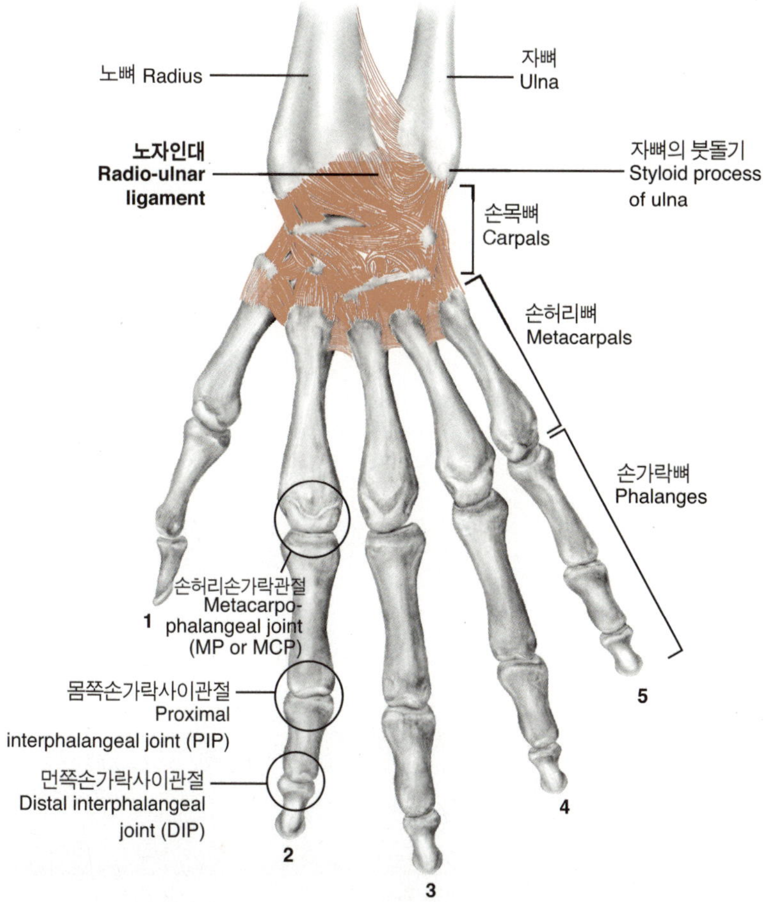

그림 7-4 왼손목의 인대(뒤면) (출처: Anatomy Chart Co.)

손목 염좌/좌상 Wrist sprain/strain

이 절차는 손목의 염좌나 좌상, 그리고 일반적인 손목 통증에 이용된다.

손상에 대한 설명

손목 염좌란 손목 인대들의 손상을 의미한다. 이것은 손목의 **과도한 굽힘**(정상 보다 심하게 굽힘되는 것, hyperflexion)이나 **젖힘**(과신전, hyperextension)에 의해 발생한다. 이들 손상 기전은 손목 부위의 힘줄도 손상시킬 수 있다. 손목의 과도한 굽힘은 손목까지 뻗어있는 아래팔 근육군들인 손목폄근의 신장 손상을 일으킬 수 있다. 반대로, 손목의 젖힘은 손목굽힘근을 손상시킬 수 있다. 이들 손상의 가장 흔한 원인은 팔을 뻗고 넘어지는 것(FOOSH)이다.

절차의 목표

움직임을 제한해 줌으로써, 손목의 인대나 힘줄을 지지한다.

필요한 제품

- 프리-랩
- 테이프 고착제
- $1\frac{1}{2}$인치의 비탄력 테이프

(계속)

손목 염좌/좌상 Wrist sprain/strain (계속됨)

환자 자세

운동선수는 편안하게 앉거나 선 자세를 취해야 하고, 테이프 시술자도 편한 자세를 취해야 한다. 운동선수는 팔을 뻗어, 엄지와 손가락을 수평으로 벌린다. 그리고 운동선수는 다른 팔을 이용해 테이핑해야 할 팔을 지지해 줄 수도 있다(그림 7-5 참고).

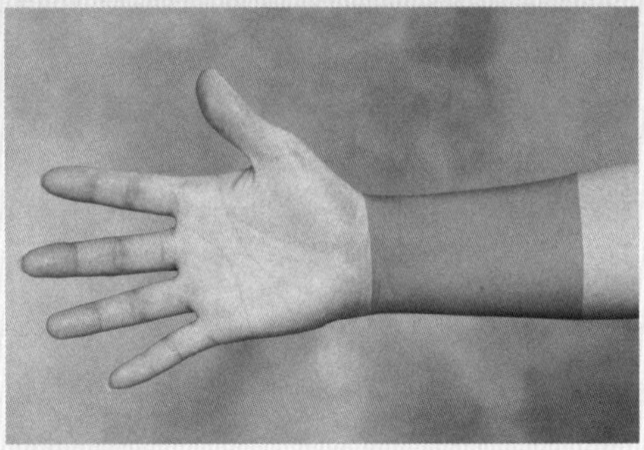

그림 7-5

단계별 적용

1. 테이핑해야 할 피부 위에 테이프 고착제를 뿌린다. 프리-랩을 이용한다면, 지금 적용한다(그림 7-6 참고). 접착성 테이프로 테이핑하는 것이 최대로 지지를 해 준다는 것을 기억해야 한다.

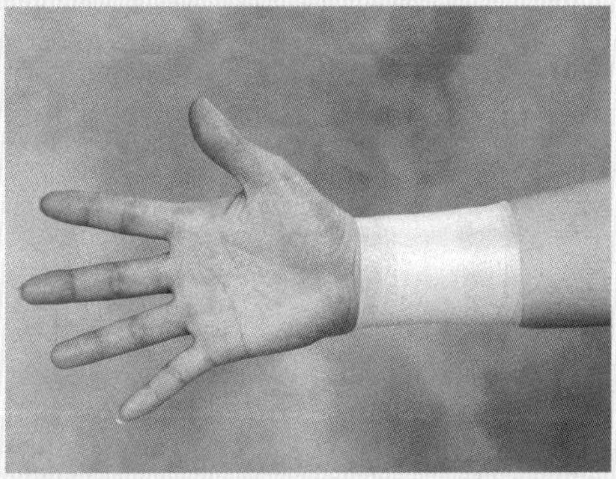

그림 7-6

2. 비탄력 테이프를 이용하여, 먼저 손목 위쪽의 3인치나 4인치(아래팔 부위) 지점에서부터 원형의 스트립을 중첩시키면서 적용한다. 그런 다음, 계속 손목 쪽으로 내려오면서 테이핑한다. 그리고 최대 지지를 위해 손목 아래 부위까지 계속 테이핑해 준다(그림 7-7 참고).
3. 신체 윤곽에 잘 맞도록 테이핑한다.
4. 테이핑이 너무 타이트하거나 느슨하다면, 테이핑을 다시 해야 할 것이다.

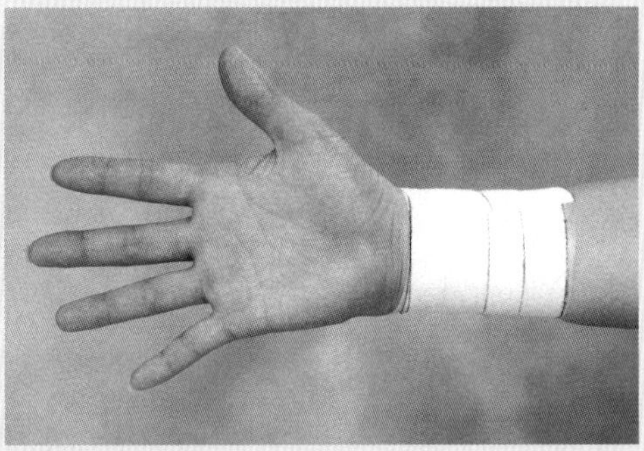

그림 7-7

팁, 힌트와 트릭

운동선수가 지지를 더 필요로 한다면, 손과 손목에 적용하는 테이핑 절차를 시도해 본다. 또다른 비법으로는, 테이프를 롤링하는 것으로써 손목 주위에 롤링을 적용한 다음, 그 위에 테이핑해 주는 방법이다. 이것은 더 많은 움직임을 제한하고 더 많은 지지를 제공해 줄 것이다.

흔한 실수

1. 테이프를 너무 타이트하게 당기면, 혈액순환이 차단될 수 있다.
2. 손 쪽으로 테이핑하는 경우는 더 많은 지지를 제공해 줄 것이다.

손과 손목의 염좌/좌상 Hand and wrist sprain/strain

이 절차는 손목의 염좌와 좌상, 손목의 젖힘, 일반적인 손목 통증에 이용된다.

손상에 대한 설명

손목 염좌란 손목 인대들의 손상을 의미한다. 이것은 손목의 **과도한 굽힘**(정상보다 심하게 굽힘되는 것, hyperflexion)이나 **젖힘**(과신전, hyperextension)에 의해 발생한다. 이들 손상 기전은 손목 부위의 힘줄도 손상시킬 수 있다. 손목의 과도한 굽힘은 손목까지 뻗어있는 아래팔 근육군들인 손목폄근의 신장 손상을 일으킬 수 있다. 반대로, 손목의 젖힘은 손목굽힘근을 손상시킬 수 있다. 이들 손상의 가장 흔한 원인은 팔을 뻗고 넘어지는 것(FOOSH)이다.

절차의 목표

움직임을 제한해 줌으로써, 손목의 인대나 힘줄을 지지한다.

필요한 제품

- 프리-랩
- 테이프 고착제
- 1 $^1/_2$인치의 비탄력 테이프

환자 자세

운동선수는 편안하게 앉거나 선 자세를 취해야 하고, 테이프 시술자도 편한 자세를 취해야 한다. 운동선수는 팔을 뻗어, 엄지와 손가락을 수평으로 벌린다 (그림 7-8 참고). 그리고 운동선수는 다른 팔을 이용해 테이핑해야 할 팔을 지지해 줄 수도 있다.

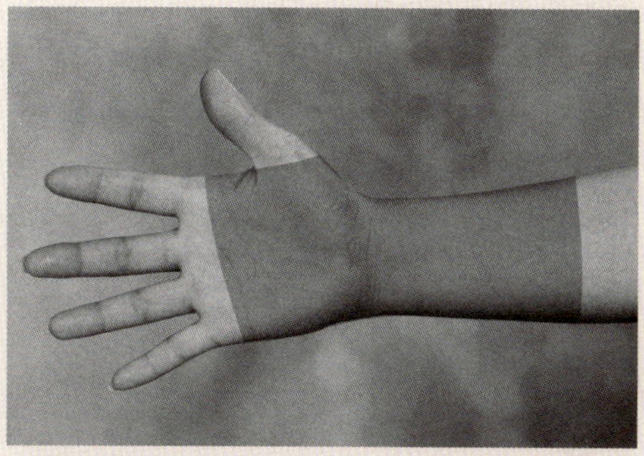

그림 7-8

단계별 적용

1. 테이핑해야 할 피부 위에 테이프 고착제를 뿌린다. 프리-랩을 이용한다면, 지금 적용한다 (그림 7-9 참고). 접착성 테이프로 테이핑하는 것이 최대로 지지를 해 준다는 것을 기억해야 한다.

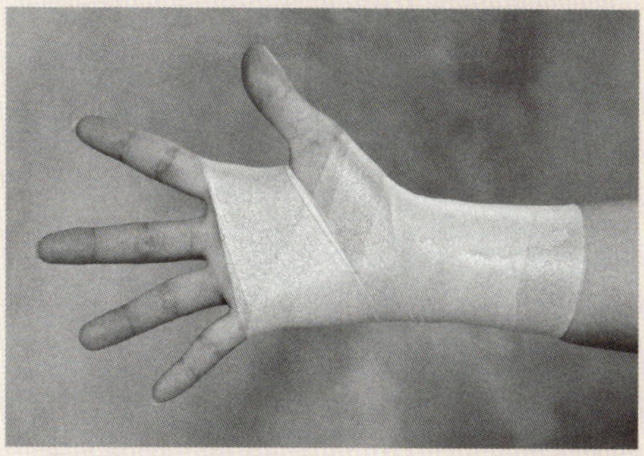

그림 7-9

(계속)

손과 손목의 염좌/좌상 Hand and wrist sprain/strain (계속됨)

2. 비탄력 테이프를 이용하여, 먼저 손목 위쪽의 3인치나 4인치(아래팔 부위) 지점에서부터 원형의 스트립을 중첩시키면서 적용한다. 그런 다음, 손목 쪽으로 계속 내려오면서 테이핑한다 (그림 7-10 참고).

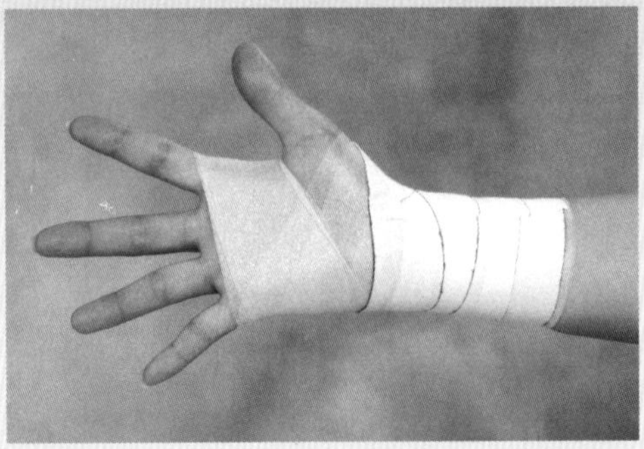

그림 7-10

3. 손목까지 테이핑하면, 손목 주위에 스트립을 적용하고, 손까지 스트립을 적용한다. 즉, 엄지와 집게손가락 사이를 테이핑하고, 다시 손목으로 되돌아온다 (8자 모양). 이런 절차를 3-4번 반복한다. 하나의 스트립은 **손등**(dorsum)을 지나가게 하고, 다른 스트립은 손바닥을 지나가게 한다. 스트립을 많이 감는다는 것은 지지를 더 많이 해 준다는 것이다 (그림 7-11 참고).

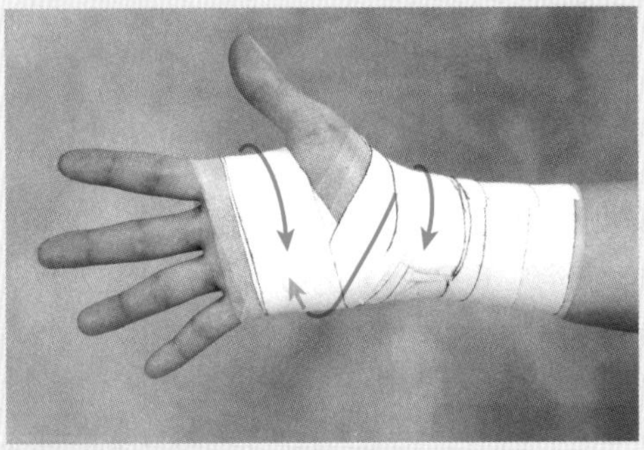

그림 7-11

4. 단계 2를 다시 반복한다 (그림 7-12 참고).
5. 신체 윤곽에 잘 맞도록 테이핑한다.
6. 테이핑이 너무 타이트하거나 느슨하다면, 테이핑을 다시 해야 할 것이다.

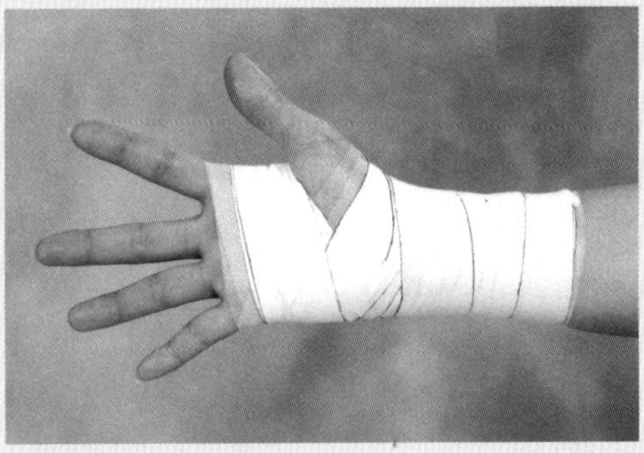

그림 7-12

팁, 힌트와 트릭

손목에만 테이핑하는 것보다 손과 손목에 테이핑하는 것이 더 많은 지지를 제공해 줄 것이다. 운동선수가 여전히 더 많은 지지를 필요로 한다면, 다른 비법으로써, 테이프를 롤링하여 손목 주위에 적용한 다음, 그 위에 테이핑해 주는 방법이다. 이것은 더 많은 움직임을 제한하고 더 많은 지지를 제공해 줄 것이다.

흔한 실수

1. 손목 주위에 너무 타이트하게 테이핑하면, 혈액순환을 차단하고 통증을 유발할 것이다.
2. 손목 주위를 너무 타이트하게 테이핑하는 경우.

엄지 염좌 Thumb sprain

이 절차는 엄지 염좌에 이용된다.

손상에 대한 설명

엄지의 염좌란 엄지 인대들의 손상으로써, 주로 **자쪽(안쪽)곁인대**(내측측부인대, ulnar/medial collateral ligament)이 손상을 받는다. 이 인대가 손상되면, 종이 조각을 잡을 수도 없고, 종이조각을 잡고 있다하더라도 어떤 사람이 그 종이를 빼낼 때, 그 종이를 유지할 수도 없다. 이 손상을 종종 "게임키퍼(game keeper)" 혹은 "스키어 엄지"라고 부른다.

절차의 목표

움직임을 제한해 줌으로써, 엄지의 인대를 지지한다.

필요한 제품

- 프리-랩
- 테이프 고착제
- 1인치의 비탄력 테이프

환자 자세

운동선수는 편안하게 앉거나 선 자세를 취해야 하고, 테이프 시술자도 편한 자세를 취해야 한다. 운동선수는 팔을 뻗어, 엄지와 손가락을 수평으로 벌린다(그림 7-13 참고). 그리고 운동선수는 다른 팔을 이용해 테이핑해야 할 팔을 지지해 줄 수도 있다.

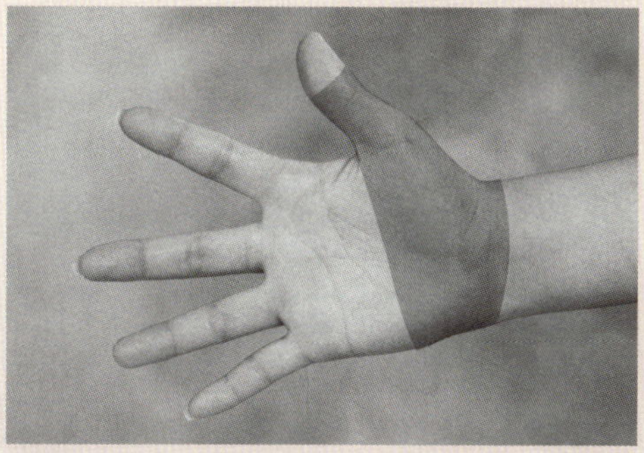

그림 7-13

단계별 적용

1. 테이핑해야 할 피부 위에 테이프 고착제를 뿌린다. 프리-랩을 이용한다면, 지금 적용한다(그림 7-14 참고). 접착성 테이프로 테이핑하는 것이 최대로 지지를 해 준다는 것을 기억해야 한다.

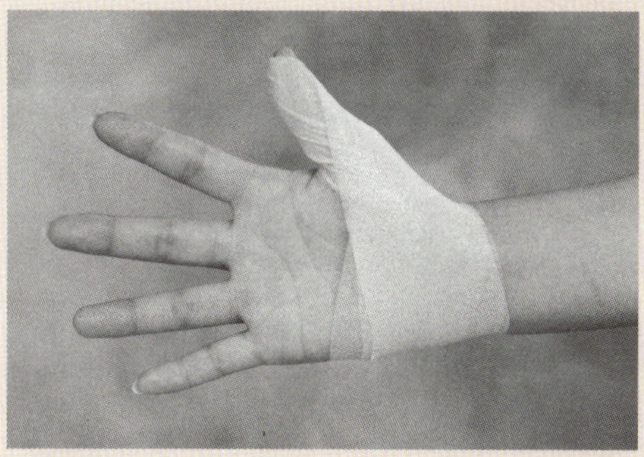

그림 7-14

(계속)

엄지 염좌 Thumb sprain

(계속됨)

2. 비탄력 테이프를 이용하여, 엄지바닥과 손목 주위에 스트립을 적용한다. 이것을 적어도 2번 이상 반복해 본다. 더 많은 지지를 제공하기 위해, 이런 **스피카**(spica) 스트립을 반대방향으로도 2-3번 적용해 본다. 너무 타이트하게 테이핑하는 것을 피할 수 있도록 엄지 에서 손목 쪽으로 당길 때, 테이프를 고정해야 한다(그림 7-15 참고).
3. 신체 윤곽에 잘 맞도록 테이핑한다.
4. 테이핑이 너무 타이트하거나 느슨하다면, 테이핑을 다시 해야 할 것이다.

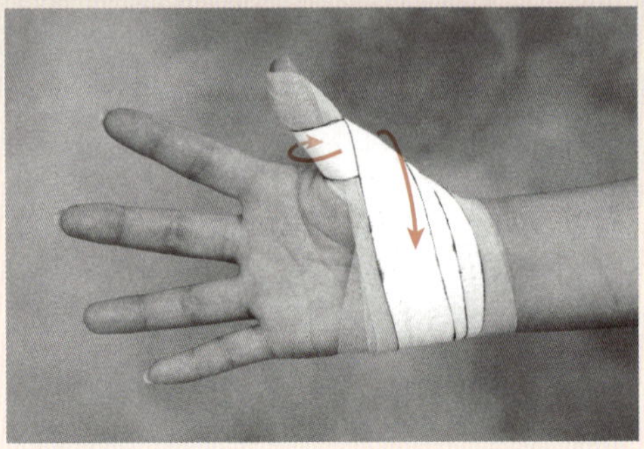

그림 7-15

팁, 힌트와 트릭

운동선수가 여전히 더 많은 지지를 필요로 한다면, 이 절차에 엄지의 체크-레인 절차를 첨가시켜 본다.

흔한 실수

1. 테이핑의 중첩을 엄지바닥 위쪽에다 적용하는 경우. 엄지의 끝이 자유롭게 움직일 수 있어야 한다.
2. 엄지 주위를 적용할 때 너무 테이프를 지나치게 당기면, 혈액순환이 방해된다.

엄지 체크-레인 Thumb check-rein

이 절차는 엄지 염좌에 이용된다.

손상에 대한 설명

엄지의 염좌란 엄지 인대들의 손상으로, 주로 **자쪽(안쪽)곁인대**(ulnar/medial collateral ligament)들이 손상을 받는다. 이 인대가 손상되면, 종이 조각을 잡을 수도 없고, 종이조각을 잡고 있다하더라도 어떤 사람이 그 종이를 빼낼 때, 그 종이를 유지할 수도 없다. 이 손상을 종종 "게임키퍼(game keeper)" 혹은 "스키어 엄지"라고 부른다.

절차의 목표

움직임을 제한해 줌으로써, 엄지의 인대를 지지한다.

필요한 제품

- 1인치 비탄력 테이프

(계속)

엄지 체크-레인 Thumb check-rein (계속됨)

환자 자세

운동선수는 편안하게 앉거나 선 자세를 취해야 하고, 테이프 시술자도 편한 자세를 취해야 한다. 운동선수는 수평으로 팔을 뻗는다. 엄지와 집게손가락을 집게 자세(pinch position)로 만들고 2-3인치 벌린다 (그림 7-16 참고). 운동선수는 다른 팔을 이용해 테이핑해야 할 팔을 지지해 줄 수도 있다.

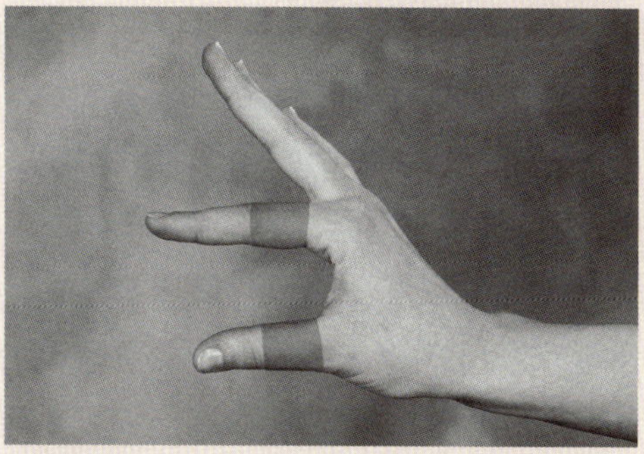

그림 7-16

단계별 적용

1. 비탄력 테이프를 이용해, 엄지바닥 주위와 집게손가락 바닥 주위를 테이핑한다. 그리고 적어도 한 번 이상 스트립을 중첩시킨다 (그림 7-17 참고).

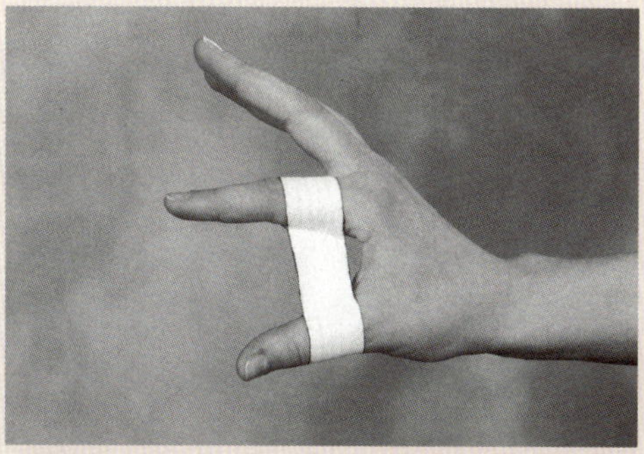

그림 7-17

2. 엄지와 집게손가락 사이의 테이프를 좁힌다. 그리고 그 부위에 테이핑이나 랩핑을 적용한다 (그림 7-18 참고).
3. 신체 윤곽에 잘 맞도록 테이핑한다.
4. 테이핑이 너무 타이트하거나 느슨하다면, 테이핑을 다시 해야 할 것이다.

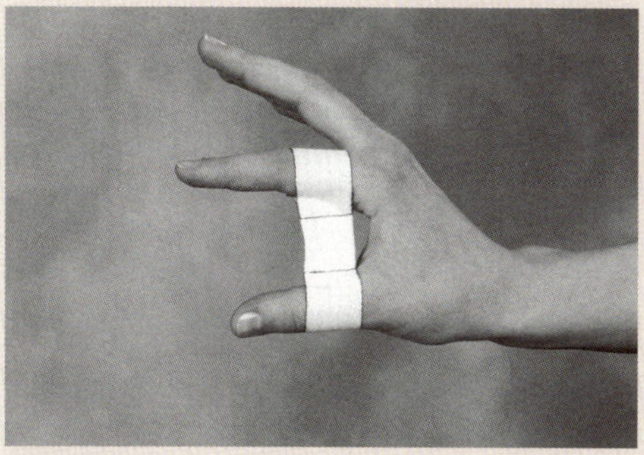

그림 7-18

(계속)

엄지 체크-레인 Thumb check-rein

(계속됨)

팁, 힌트와 트릭

엄지와 집게손가락을 너무 가깝게 하거나 너무 멀리 띄우지 않는다. 만약 이들이 너무 가까우면, 공을 적절하게 잡을 수 없게 되고, 만약 너무 멀리 띄우면, 테이핑 절차를 할 수 없게 된다. 운동선수가 축구선수라면, 가장 좋은 결과를 위해, 축구공을 잡게 한 후, 그 동작에서 테이핑을 적용한다. 배구선수라면,배구공을 잡게 한 후, 그 동작에서 테이핑을 적용한다.

흔한 실수

1. 엄지와 집게손가락을 너무 가깝게 위치시키면, 운동 수행을 방해한다.
2. 엄지와 집게손가락을 너무 멀리 해서 테이핑하면, 이런 절차의 지지 효과가 줄어든다.
3. 엄지바닥과 집게손가락바닥 주위를 테이핑하지 않는 경우.

손가락 염좌 Finger sprain

이 절차는 손가락 염좌와 손가락 탈구에 이용된다.

손상에 대한 설명

손가락 염좌는 손가락의 **가쪽** 혹은 **안쪽곁인대**(외 · 내측측부인대, lateral or medial collateral ligament)들의 손상이다. 이들 인대는 각 손가락의 양쪽 측면에 위치한다.

절차의 목표

움직임을 제한해 줌으로써, 손가락 인대들을 지지하는 것이다.

필요한 제품

- $1\frac{1}{2}$인치의 비탄력 테이프
- 2인치 혹은 3인치의 가벼운 탄력 테이프(접착성 혹은 비접착성)

환자 자세

운동선수는 편안하게 앉거나 선 자세를 취해야 하고, 테이프 시술자도 편한 자세를 취해야 한다. 운동선수는 팔을 뻗은 후, 손상된 손가락을 편다 (그림 7-19 참고). 운동선수는 다른 팔을 이용해 테이핑해야 할 팔을 지지해 줄 수도 있다.

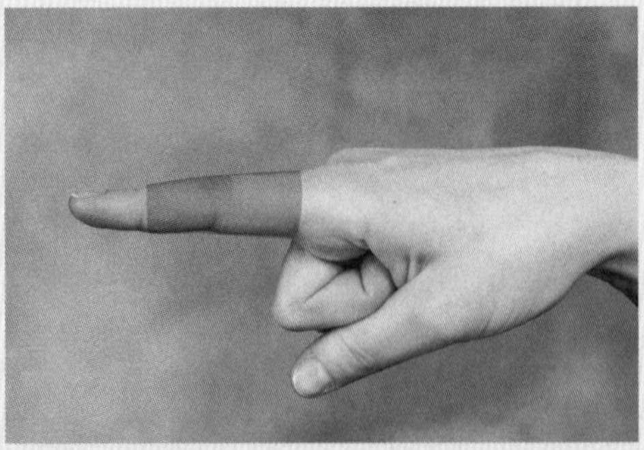

그림 7-19

(계속)

손가락 염좌 Finger sprain (계속됨)

단계별 적용

1. 비탄력 테이프를 이용하여, 손상된 손가락 관절의 아래쪽과 위쪽 부위를 둘러싸는 앵커 스트립을 적용한다 (그림 7-20 참고).

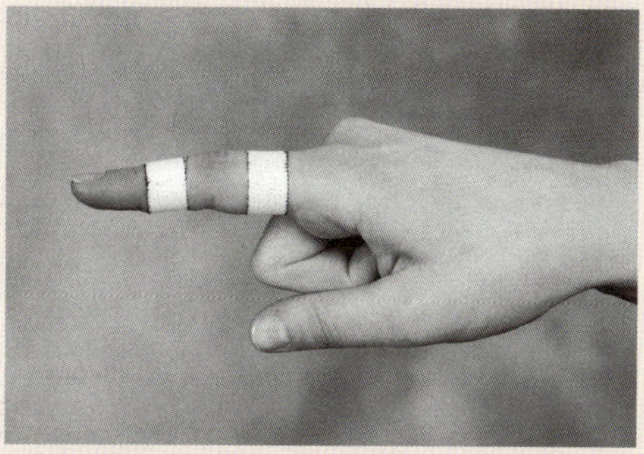

그림 7-20

2. 한쪽 앵커 스트립에서 시작해, 다른쪽 앵커 스트립에서 끝나도록 테이핑을 적용한다. 그리고 테이핑이 손상된 관절의 양쪽 측면에서 교차되도록 한다 (그림 7-21 참고).

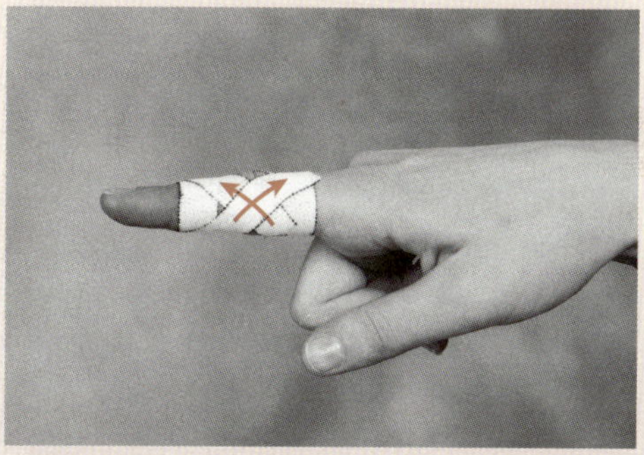

그림 7-21

3. 탄력 테이프를 이용하여, 양쪽 앵커 스트립 사이를 테이핑한다. 큐션과 지지를 위해, 2-3번 정도 더 감는다 (그림 7-22 참고).
4. 신체 윤곽에 잘 맞도록 테이핑한다.
5. 테이핑이 너무 타이트하거나 느슨하다면, 테이핑을 다시 해야 할 것이다.

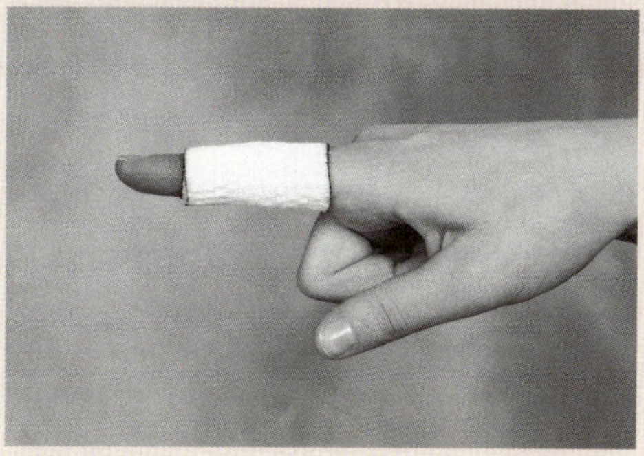

그림 7-22

팁, 힌트와 트릭

운동선수가 여전히 더 많은 지지를 필요로 한다면, 손가락 염좌 테이핑에다 버디 테이핑을 첨가시킨다.

흔한 실수

1. 테이핑을 너무 타이트하게 하거나 느슨하게 하는 경우.
2. 손상된 인대/관절 바로 위에 테이핑을 하지 않는 경우.

손가락 "버디" 테이핑
Finger "buddy" taping

이 절차는 손가락의 염좌, 탈구, 골절에 이용된다.

손상에 대한 설명

손가락 염좌는 손가락의 **가쪽** 혹은 **안쪽곁인대**(외 · 내측측부인대, lateral or medial collateral ligament)들의 손상이다. 이들 인대는 각 손가락의 양쪽 측면에 위치한다.

절차의 목표

움직임을 제한해 줌으로써, 손가락 인대들을 지지하는 것이다.

필요한 제품

- 1/2인치이나 1인치의 비탄력 테이프(사람의 신체 크기에 따라)
- 2인치 혹은 3인치의 가벼운 탄력 테이프(접착성 혹은 비접착성)

환자 자세

운동선수는 편안하게 앉거나 선 자세를 취해야 하고, 테이프 시술자도 편한 자세를 취해야 한다. 운동선수는 팔을 뻗은 후, 엄지와 손가락들의 사이를 벌린다(그림 7-23 참고). 운동선수는 다른 팔을 이용해 테이핑해야 할 팔을 지지해 줄 수도 있다.

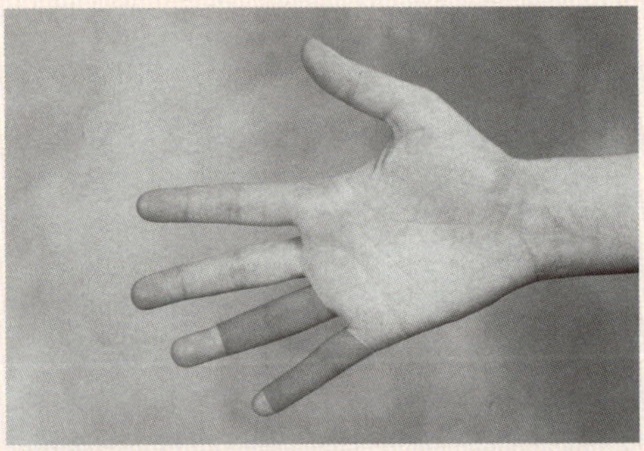

그림 7-23

단계별 적용

1. 비탄력 테이프를 이용하여, 두 손가락에 앵커 스트립을 적용한다. 이때 손상된 손가락 관절의 아래쪽과 위쪽 부위를 둘러 감싼다(그림 7-24 참고). 버디 손가락은 집게손가락과 가운데 손가락, 그리고 반지손가락과 새끼손가락이다.

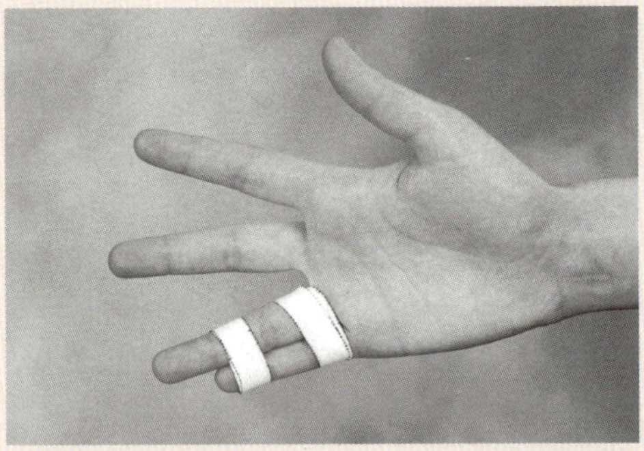

그림 7-24

2. 가벼운 탄력 테이프를 이용하여, 양쪽 앵커 스트립 사이를 테이핑한다. 이때 큐션과 지지를 위해, 2-3번 더 감는다(그림 7-25 참고).
3. 신체 윤곽에 잘 맞도록 테이핑한다.
4. 테이핑이 너무 타이트하거나 느슨하다면, 테이핑을 다시 해야 할 것이다.

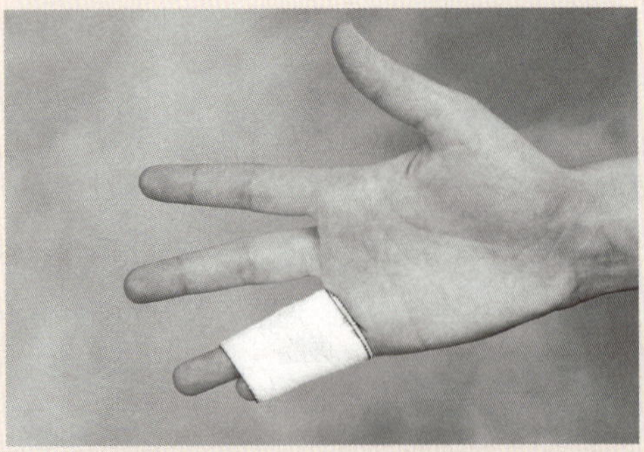

그림 7-25

(계속)

손가락 "버디" 테이핑 Finger "buddy" taping

(계속됨)

팁, 힌트와 트릭

대부분의 지지를 위해, 버디테이핑에다 손가락 염좌 테이핑을 첨가시킨다.

흔한 실수

1. 테이핑을 너무 타이트하게 하거나 느슨하게 하는 경우.
2. 손상된 관절의 위쪽과 아래쪽에 테이핑을 적용하지 않고, 손상 부위에다 테이핑을 적용한 경우.

기본적인 손목 랩핑 Basic wrist wrap

이 절차는 손목의 염좌나 좌상, 손목의 젖힘, 일반적인 손목 통증과 부종에 이용된다.

손상에 대한 설명

손목 염좌란 손목 인대들의 손상을 의미한다. 이것은 손목의 **과도한 굽힘**(정상 보다 심하게 굽힘되는 것, hyperflexion)이나 **젖힘**(과신전, hyperextension)에 의해 발생한다. 이들 손상 기전은 손목 부위의 힘줄도 손상시킬 수 있다. 손목의 과도한 굽힘은 손목까지 뻗어있는 아래팔 근육군들인 손목폄근의 신장 손상을 일으킬 수 있다. 반대로, 손목의 젖힘은 손목굽힘근을 손상시킬 수 있다. 이들 손상의 가장 흔한 원인은 팔을 뻗고 넘어지는 것(FOOSH)이다.

절차의 목표

손목의 부종을 제한하거나 감소시키기 위해, 손목의 인대와 힘줄을 지지하는 것이다. 대부분의 경우는 랩의 압박을 통해 통증을 감소시킬 수 있다.

필요한 제품

- 2인치나 혹은 3인치의 탄력 랩

환자 자세

운동선수는 편안하게 앉거나 선 자세를 취해야 하고, 테이프 시술자도 편한 자세를 취해야 한다. 운동선수는 엄지와 손가락들의 사이를 벌린 상태로 팔을 뻗는다(그림 7-26 참고). 운동선수는 다른 팔을 이용해 테이핑해야 할 팔을 지지해 줄 수도 있다.

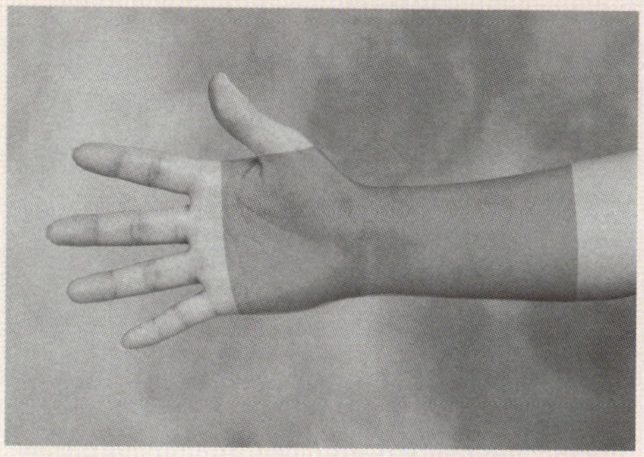

그림 7-26

(계속)

기본적인 손목 랩핑 Basic wrist wrap (계속됨)

단계별 적용

1. 손목에서 랩핑을 시작해, 손목을 둘러 감싸고, 그 다음 엄지와 집게손가락의 사이를 감싼다. 랩핑을 시작하는 모서리에 "개의 귀"를 만든다. 그리고 그 부위를 한 번 더 감아준다. 이것은 랩핑이 제자리에 잘 위치하도록 만들어, 랩핑이 미끄러지지 않도록 한다 (그림 7-27 참고).

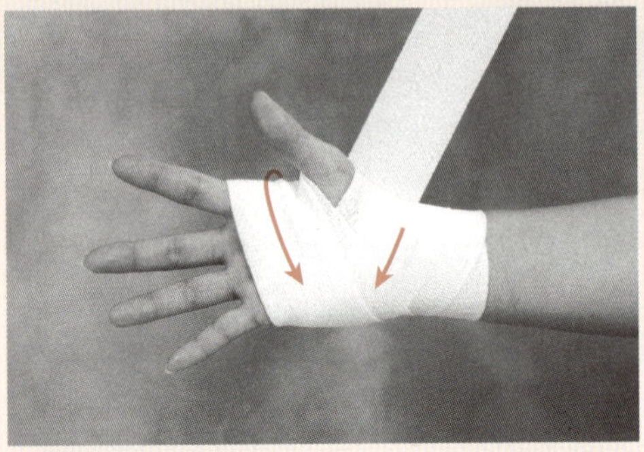

그림 7-27

2. 손과 손목 주위를 중첩하면서 여러 번의 랩핑을 적용한다. 여러 랩핑을 감싼 후, 아래팔 쪽 (손목으로부터 3인치 혹은 4인치 떨어진 부위)으로 이동하고, 그 곳에서 랩핑을 끝낸다 (그림 7-28 참고).
3. 가능하면 손목의 맨위쪽에서 랩핑을 끝낸다. 이렇게 하면, 나중에 운동선수가 랩을 풀 때 쉬워진다. 금속 클립을 랩이나 테이프의 끝부위에 적용하여, 랩의 끝이 제자리에 위치하도록 한다.
4. 테이핑이 너무 타이트하거나 느슨하다면, 테이핑을 다시 해야 할 것이다.

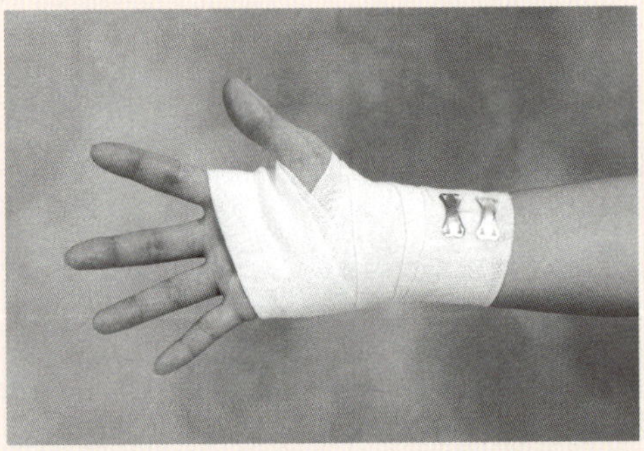

그림 7-28

흔한 실수

1. 랩을 너무 타이트하게 적용하면, 혈액순환이 차단되어, 둔감과 통증을 일으킬 수 있다.
2. 랩을 너무 많이 중첩시키면, 랩이 부족하여 랩핑을 제대로 마무리 할 수 없을 것이다.

제 8 장 팔꿈치 부위 (Elbow)

학습목표

- 팔꿈치 부위의 기본적인 해부학을 다시 확인한다.
- 팔꿈치 부위와 관련된 기본적인 의학용어를 정의한다.
- 팔꿈치 부위관절에서 자주 일어날 수 있는 손상 기전을 다시 확인한다.
- 흔한 팔꿈치 부위의 손상을 효율적으로 테이핑하고 랩핑한다.

팔꿈치의 해부학 (Anatomy of the Elbow)

근조직 (Musculature)

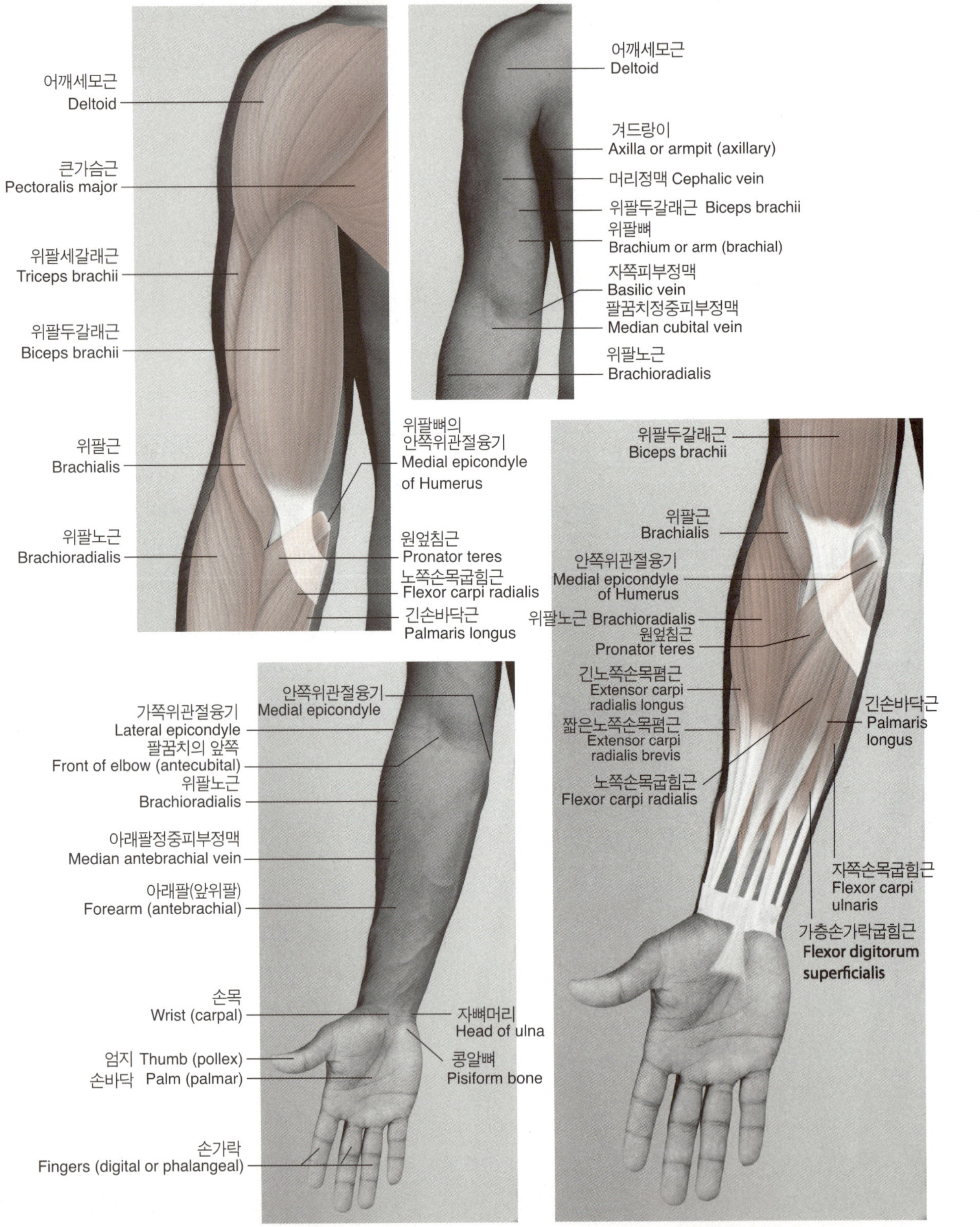

그림 8-1 팔의 표면 표식점(앞면과 뒷면). 위팔(앞면)의 근조직 위치, 위팔의 표면 표식점(앞면), 아래팔 근조직의 위치(앞면), 그리고 아래팔과 손의 표면 표식점(앞면) (출처: Prekumar K. *The massage connection anatomy and physiology*. Baltimore: Lippincort Williams & Wilkins; 2004).

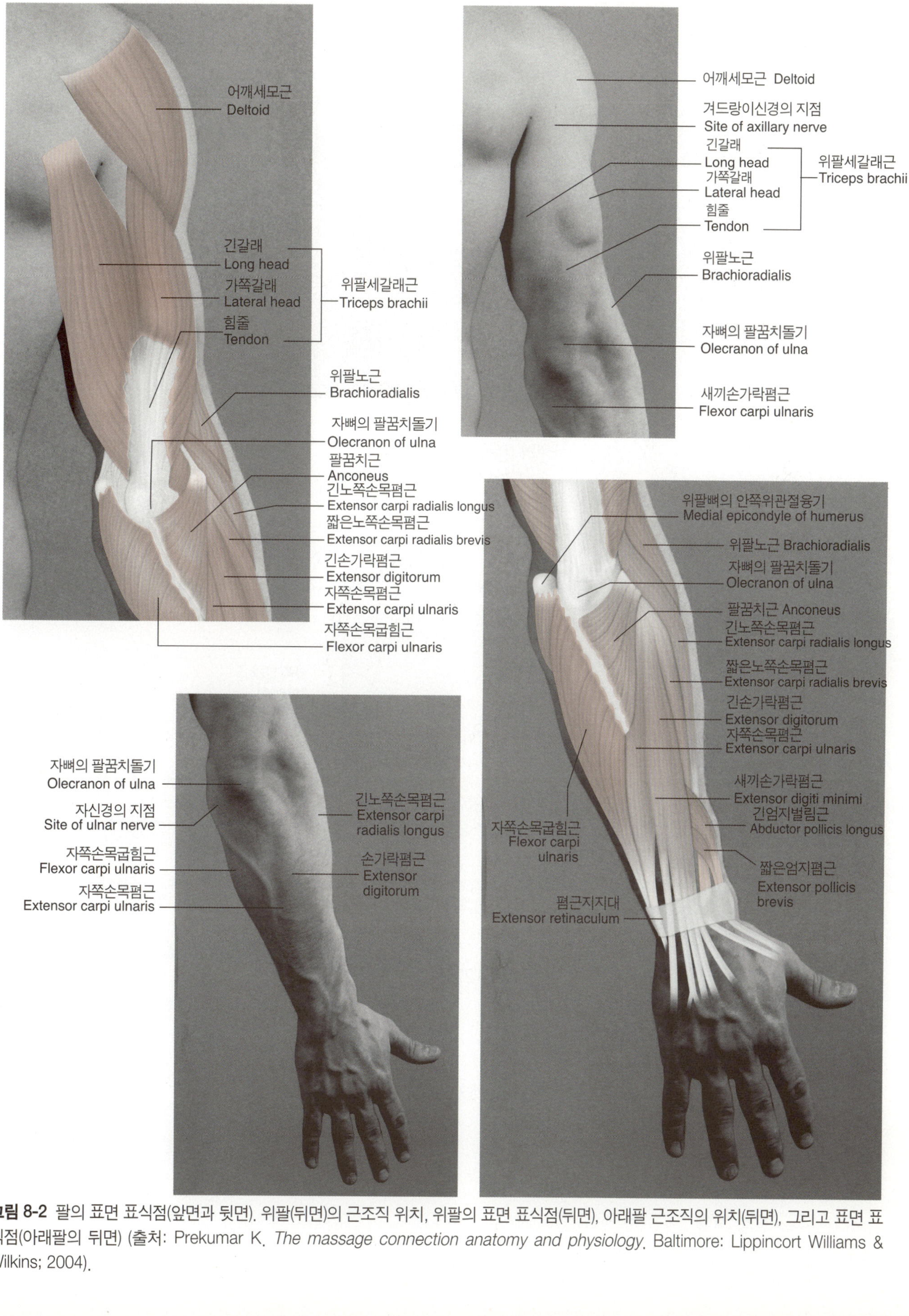

그림 8-2 팔의 표면 표식점(앞면과 뒷면). 위팔(뒤면)의 근조직 위치, 위팔의 표면 표식점(뒤면), 아래팔 근조직의 위치(뒤면), 그리고 표면 표식점(아래팔의 뒤면) (출처: Prekumar K. *The massage connection anatomy and physiology*. Baltimore: Lippincort Williams & Wilkins; 2004).

인대 (Ligaments)

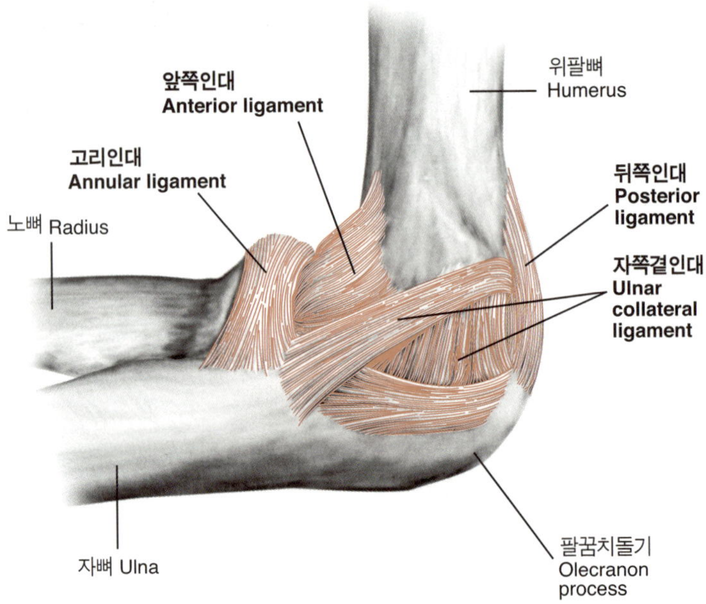

그림 8-3 오른 팔꿈치의 인대(앞면) (출처: Anatomy Chart Co.)

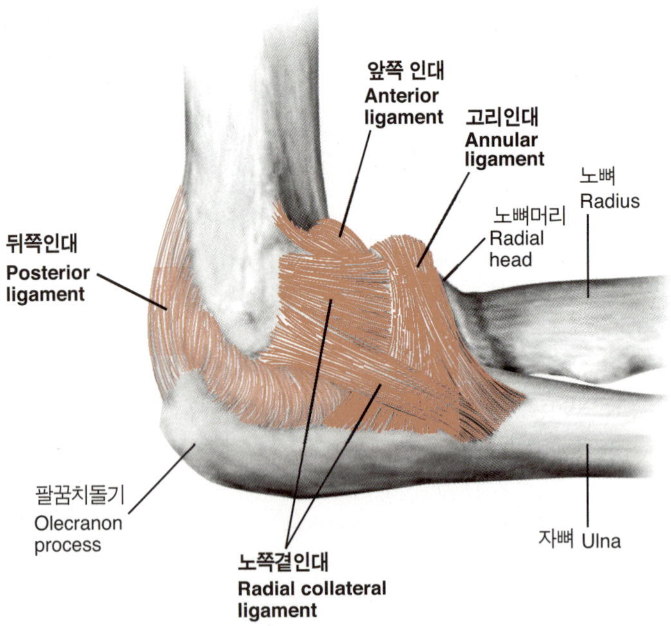

그림 8-4 오른 팔꿈치의 인대(뒤면) (출처: Anatomy Chart Co.)

팔꿈치 염좌 Elbow sprain

이 절차는 팔꿈치의 염좌나 좌상, 팔꿈치의 젖힘에 이용된다.

손상에 대한 설명

팔꿈치 염좌는 일반적으로 팔꿈치의 **안쪽곁인대**(내측측부인대, medial collateral)와 **가쪽곁인대**(외측측부인대, lateral collateral)가 손상되는 것이다. 안쪽곁인대(MCL)는 일반적으로 **바깥굽음**(외반, valgus)에 의해 손상되고, 가쪽곁인대(LCL)는 **안굽음**(내반, varus)에 의해 손상된다.

절차의 목표

움직임을 제한해 줌으로써, 팔꿈치 인대를 지지하는 것이다.

필요한 제품

- 테이프 고착제
- 프리-랩
- 발꿈치패드와 레이스 패드
- 2인치의 무거운 탄력 테이프
- 2인치나 혹은 3인치의 가벼운 탄력 테이프(접착성 혹은 비접착성)
- 테이프 커터나 혹은 테이프 가위

환자 자세

운동선수는 편안하게 앉거나 선 자세를 취해야 하고, 테이프 시술자도 편한 자세를 취해야 한다. 운동선수는 주먹을 쥐고, 손상이 있으면, 팔꿈치를 약간 굽힌 상태에서 손목을 굽힌다 (그림 8-5 참고). 이것은 테이프가 너무 타이트해지지 않도록 근육을 수축하는 것이다.

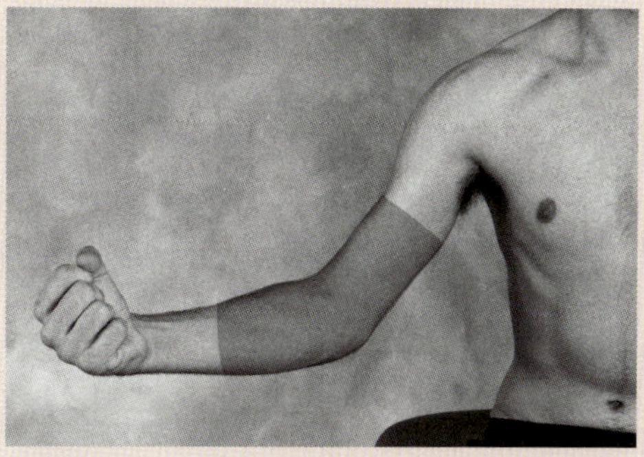

그림 8-5

단계별 적용

1. 테이핑할 부위에 테이프 고착제를 뿌려 준다. 발꿈치패드와 레이스패드를 팔꿈치의 굽힘 부위에 댄다 (그림 8-6 참고).

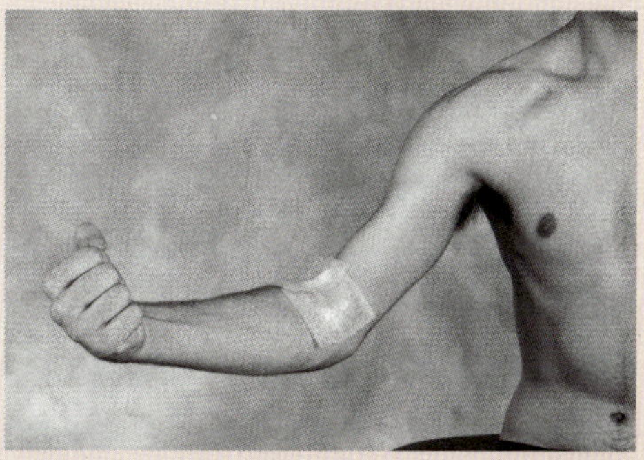

그림 8-6

(계속)

팔꿈치 염좌 Elbow sprain

(계속됨)

2. 중간 아래팔에서 프리-랩을 시작한 후, 위팔두갈래근의 힘살 부위까지 중첩하면서 감는다 (그림 8-7 참고)

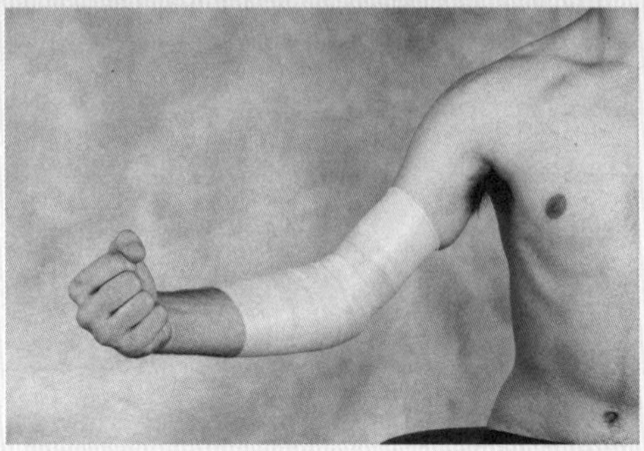

그림 8-7

3. 2인치나 3인치의 가벼운 탄력 테이프를 이용하여, 중간 아래팔을 감싼다. 팔꿉관절의 바로 아래지점까지 스트립을 중첩하면서 감싼다. 팔꿈치 바로 위쪽에서 다른 테이핑을 시작한 후, 위팔두갈래근의 힘살 쪽으로 중첩하면서 계속 감는다 (그림 8-8 참고).

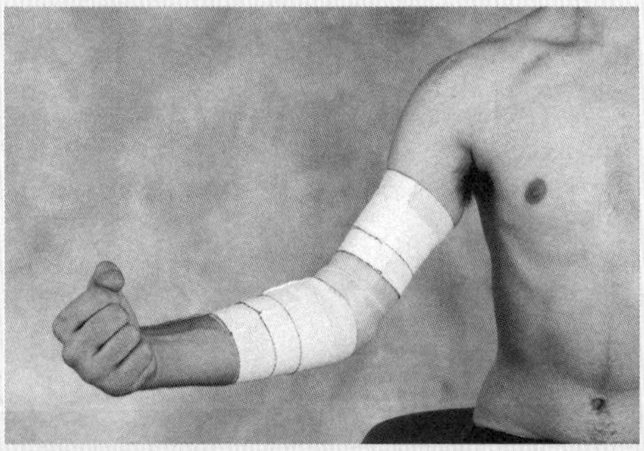

그림 8-8

4. 2인치의 무거운 탄력 테이프를 이용하여, 팔꿈치의 양쪽 측면에 두 개의 "X"형 스트립을 적용한다. 사진에서 볼 수 있듯이, 중간 아래팔에서부터 스트립을 적용하여, 팔꿈치 양쪽 측면에 각 스트립을 교차시킨다 (그림 8-9 참고).

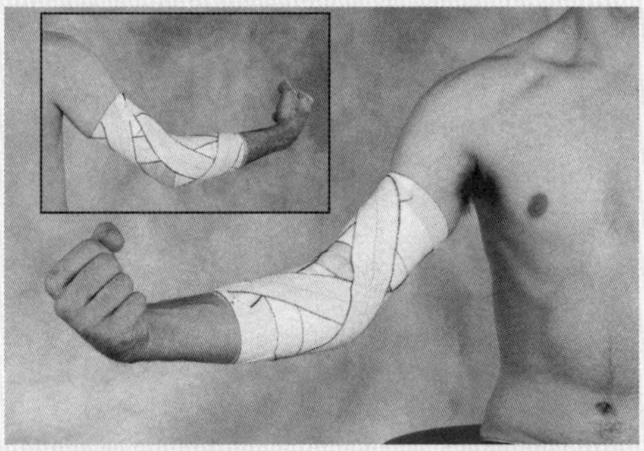

그림 8-9

5. 동일한 무거운 탄력 테이프를 이용하여, 팔꿈치의 양쪽 측면에 한 개의 젖힘 스트립을 각각 적용한다. 중간 아래팔의 앞쪽에서 스트립을 시작하여, 팔꿈치 뒤쪽으로 이동시킨다. 이때 스트립이 팔꿈치 굽힘 부위를 통과하도록 적용한다. 스트립을 계속 위쪽으로 이동시켜, 스트립이 위팔두갈래근 위쪽의 앞쪽에서 끝나도록 한다. 팔꿈치의 반대쪽에도 다른 스트립을 적용한다 (그림 8-10 참고).

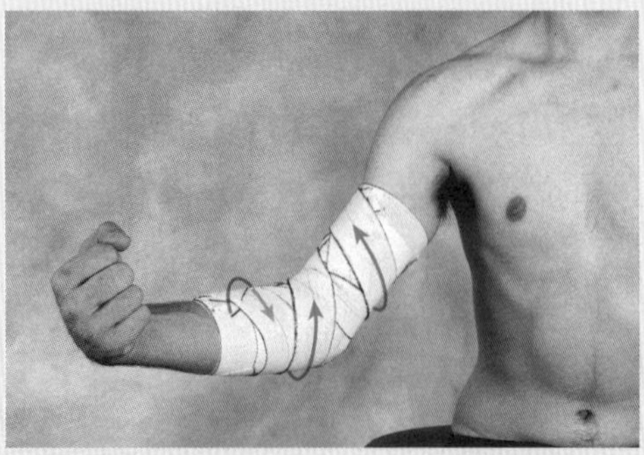

그림 8-10

(계속)

팔꿈치 염좌 Elbow sprain

(계속됨)

6. 2인치나 3인치의 탄력 테이프를 이용하여, 스트립을 팔꿈치의 맨 위쪽에서 시작한 후, 팔꿈치의 바로 위쪽까지 스트립을 중첩시키면서 내려온다. 팔꿈치 아래쪽에도 동일하게 적용하고, 중간 아래팔쪽으로 스트립을 중첩시키면서 내려간다 (그림 8-11 참고).
7. 신체 윤곽에 잘 맞도록 테이핑한다.
8. 테이핑이 너무 타이트하거나 느슨하다면, 테이핑을 다시 해야 할 것이다.

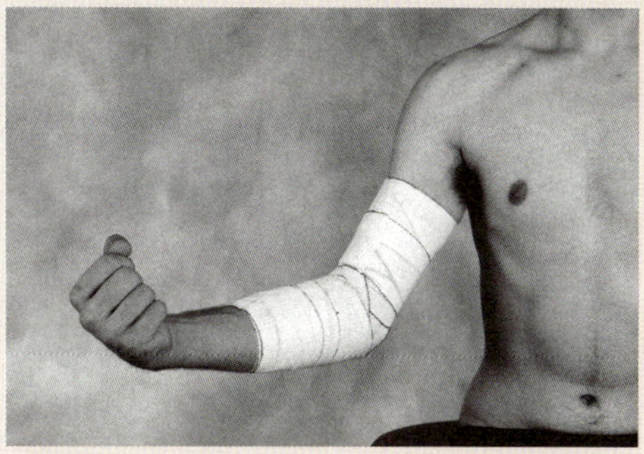

그림 8-11

팁, 힌트와 트릭

이런 절차는 운동선수에게 불편함과 팔꿈치의 움직임을 제한시킨다. 10~15분이 지나면 테이핑이 느슨해지겠지만, 운동선수들은 테이핑 절차를 위해 움직여서는 안된다는 것을 알고 있어야 한다.

흔한 실수

1. 테이핑 절차가 너무 타이트해질 수 있기 때문에, 운동선수들은 테이핑하는 동안, 근육을 굽혀서는 안된다.
2. 테이프를 너무 타이트하게 적용하면, 운동선수가 팔꿈치를 굽힐 수 없어, 큰 불편함을 느낄 것이다.
3. **젖힘**(hyperextension) 스트립을 너무 낮게 적용하거나, 너무 높게 적용하면, 테이프가 아래팔과 위팔두갈래근을 꼬집게 될 것이다.

팔꿈치의 젖힘 Elbow hyperextension

이 절차는 팔꿈치의 젖힘에 이용된다.

손상에 대한 설명

팔꿈치의 **젖힘**(과신전, hyperextension)은 관절주머니의 손상을 초래할 수 있다. 팔꿈치가 정상 범위를 초과해서 뒤쪽으로 젖혀지는 것으로 손상을 초래할 수 있다.

절차의 목표

움직임을 제한해 줌으로써, 팔꿈치 인대를 지지하는 것이다.

필요한 제품

- 테이프 고착제
- 프리-랩
- 발꿈치패드와 레이스 패드
- 2인치의 무거운 탄력 테이프
- 2인치 혹은 3인치의 가벼운 탄력 테이프(접착성 혹은 비접착성)
- 테이프 커터 혹은 테이프 가위

(계속)

팔꿈치의 젖힘 Elbow hyperextension

(계속됨)

환자 자세

운동선수는 편안하게 앉거나 선 자세를 취해야 하고, 테이프 시술자도 편한 자세를 취해야 한다. 운동선수는 주먹을 쥐고, 손상이 있으면, 팔꿈치를 약간 굽힌 상태에서 손목을 굽힌다 (그림 8-12 참고). 이것은 테이프가 너무 타이트해지지 않도록 근육을 수축하는 것이다.

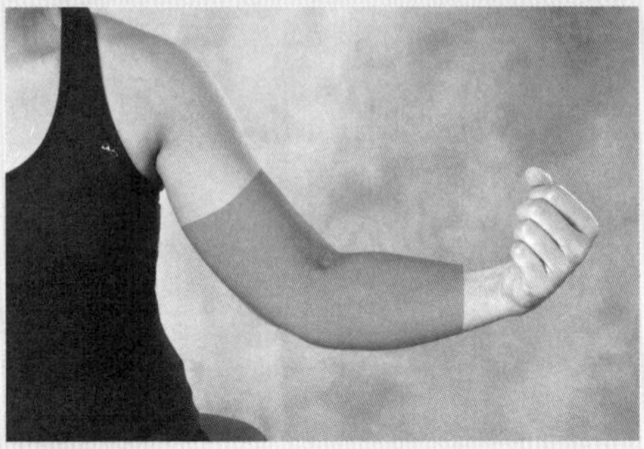

그림 8-12

단계별 적용

1. 테이핑할 부위에 테이프 고착제를 뿌려 준다. 발꿈치패드와 레이스패드를 팔꿈치의 굽힘 부위에 댄다 (그림 8-13 참고).

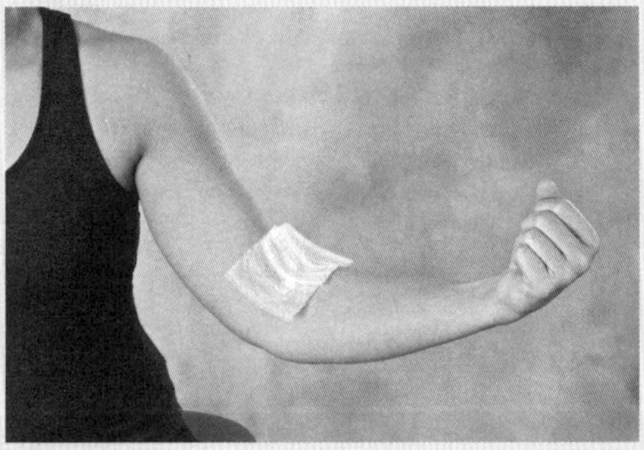

그림 8-13

2. 중간 아래팔에서 프리-랩을 시작한 후, 위팔두갈래근의 힘살 부위까지 중첩하면서 감는다 (그림 8-14 참고).

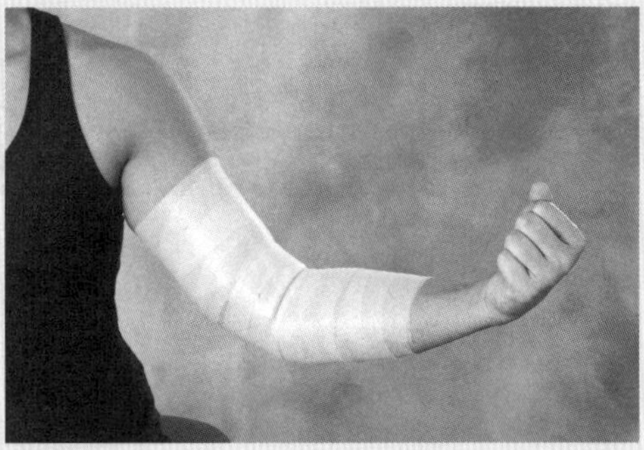

그림 8-14

3. 2인치나 3인치의 가벼운 탄력 테이프를 이용하여, 중간 아래팔을 감싼다. 팔꿉관절의 바로 아래지점까지 스트립을 중첩하면서 감싼다. 팔꿈치 바로 위쪽에서 다른 테이핑을 시작한 후, 위팔두갈래근의 힘살 쪽으로 중첩하면서 계속 감는다 (그림 8-15 참고).

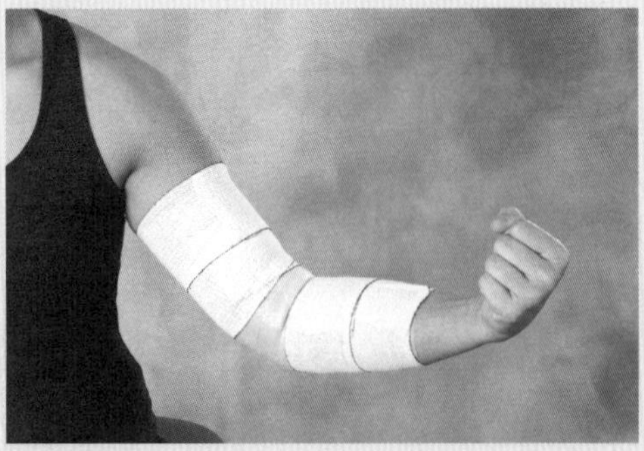

그림 8-15

(계속)

팔꿈치의 젖힘 Elbow hyperextension *(계속됨)*

4. 무거운 탄력 테이프를 이용하여, 팔꿈치의 양쪽 측면에 한 개의 젖힘 스트립을 각각 적용한다. 중간 아래팔의 앞쪽에서 스트립을 시작하여, 팔꿈치 뒤쪽으로 이동시킨다. 이때 스트립이 팔꿈치 굽힘 부위를 통과하도록 적용한다. 스트립을 계속 위쪽으로 이동시켜, 스트립이 위팔두갈래근 위쪽의 앞쪽에서 끝나도록 한다. 팔꿈치의 반대쪽에도 다른 스트립을 적용한다 (그림 8-16 참고).

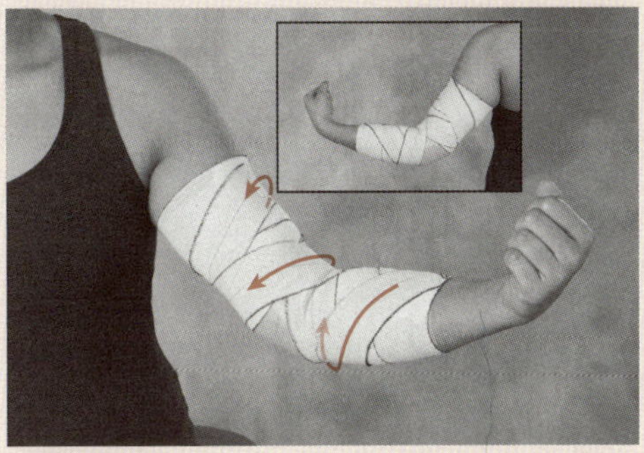

그림 8-16

5. 2인치나 3인치의 가벼운 탄력 테이프를 이용하여, 스트립을 팔꿈치의 맨 위쪽에서 시작한 후, 팔꿈치의 바로 위쪽까지 스트립을 중첩시키면서 내려온다. 팔꿈치 아래쪽에도 동일하게 적용하고, 중간 아래팔쪽으로 스트립을 중첩시키면서 내려간다 (그림 8-17 참고).
6. 신체 윤곽에 잘 맞도록 테이핑한다.
7. 테이핑이 너무 타이트하거나 느슨하다면, 테이핑을 다시 해야 할 것이다.

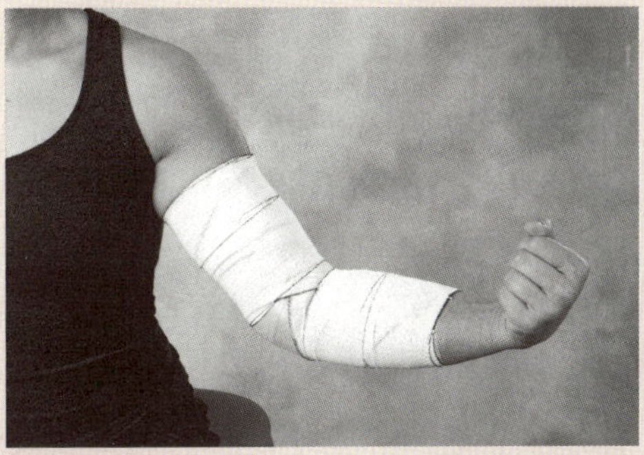

그림 8-17

팁, 힌트와 트릭

이 테이핑 절차는 운동선수에게 매우 어색할 것이고, 절차의 목적인 특정 움직임을 제한할 것이다. 10~15분 후에는, 테이프가 어느 정도 느슨해져야 하지만, 운동선수는 어느 정도의 움직임 제한이 필요하다는 것을 알아야 한다. 만약 필요하다면, 부가적인 지지와 움직임 제한을 위해 적용되는 젖힘 스트립(hyperextension strip)을 하기 전에, **부채꼴 스트립**(fan strip)을 팔꿈치 **앞면**에 첨가할 수 있다.

흔한 실수

1. 테이핑 절차가 너무 타이트해질 수 있기 때문에, 운동선수들은 테이핑하는 동안, 근육을 굽혀서는 안된다.
2. 테이프를 너무 타이트하게 적용하면, 운동선수가 팔꿈치를 굽힐 수 없어, 큰 불편함을 느낄 것이다.
3. 팔꿈치의 앞쪽에서 젖힘 스트립을 너무 낮게 적용하거나, 너무 높게 적용하면, 테이프가 아래팔과 위팔두갈래근을 꼬집게 될 것이다.

기본적인 팔꿈치 랩핑
Basic elbow wrap

이 절차는 팔꿈치의 염좌와 좌상, 팔꿈치의 젖힘, 그리고 팔꿈치의 일반적인 통증에 이용된다.

팔꿈치 염좌는 일반적으로 팔꿈치의 **안쪽곁인대**(내측측부인대, medial collateral)와 **가쪽곁인대**(외측측부인대, lateral collateral)가 손상되는 것이다. 안쪽곁인대(MCL)는 일반적으로 **바깥굽음**(외반, valgus)에 의해 손상되고, 가쪽곁인대(LCL)는 **안굽음**(내반, varus)에 의해 손상된다. 팔꿈치의 **젖힘**(과신전, hyperextension)은 관절주머니를 손상시킬 수 있다.

절차의 목표

팔꿈치의 인대와 힘줄을 지지하고, 관절 부종을 예방하고 줄이는 것이다. 대부분의 경우, 랩의 압박으로 통증이 감소될 수 있다. 이런 절차는 경기를 위해 적용하라는 의미는 아니다.

필요한 제품

- 3인치나 4인치의 탄력 랩

환자 자세

운동선수는 편안하게 앉거나 선 자세를 취해야 하고, 테이프 시술자도 편한 자세를 취해야 한다. 운동선수는 주먹을 쥐고, 손상이 있으면, 팔꿈치를 약간 굽힌 상태에서 손목을 굽힌다 (그림 8-18 참고). 이것은 테이프가 너무 타이트해지지 않도록 근육을 수축하는 것이다.

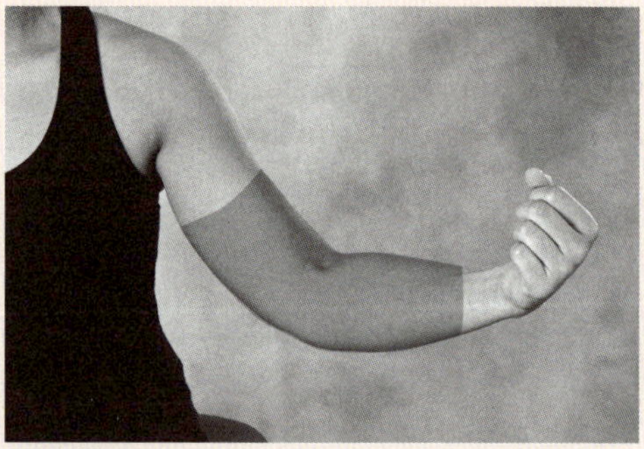

그림 8-18

단계별 적용

1. 중간 아래팔에서 랩핑을 시작한 후, 위팔두갈래근의 힘살까지 중첩하면서 적용한다. 랩핑을 시작하는 모서리에 "개의 귀"를 만들고, 그 부위를 한 번 더 지나가도록 랩핑을 한다. 이런 방법은 랩핑이 제자리에 잘 위치하도록 만들어, 랩핑이 미끄러지지 않도록 한다 (그림 8-19 참고).

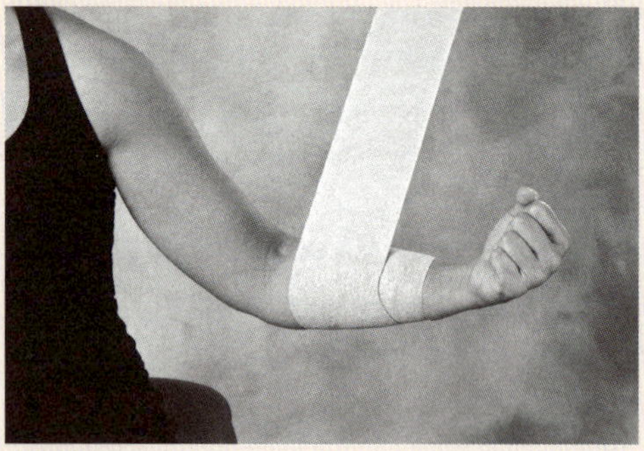

그림 8-19

(계속)

기본적인 팔꿈치 랩핑 Basic elbow wrap

(계속됨)

2. 가능하면 위팔두갈래근의 맨 위쪽의 앞쪽에서 랩핑이 끝나도록 한다. 이렇게 하면, 나중에 운동선수가 랩을 풀 때 쉬워진다. 금속 클립을 랩이나 테이프의 끝부위에 적용하여, 랩의 끝이 제자리에 위치하도록 한다(그림 8-20 참고).
3. 테이핑이 너무 타이트하거나 느슨하다면, 테이핑을 다시 해야 할 것이다.

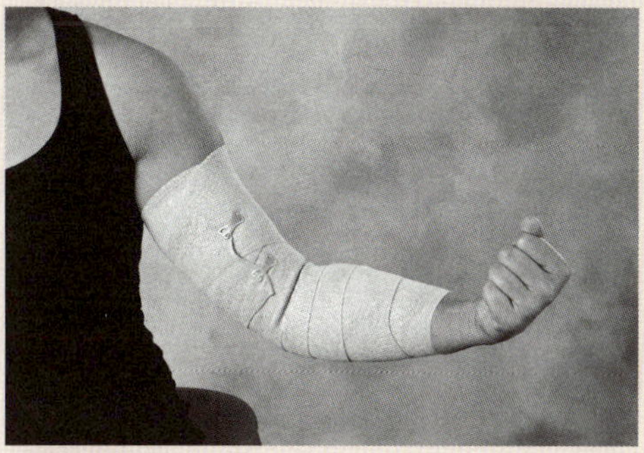

그림 8-20

팁, 힌트와 트릭

동봉된 CD을 통해 부가적인 팔꿈치 랩핑 절차나 또다른 팔꿈치 랩핑 절차를 공부하기 바란다.

흔한 실수

1. 랩을 너무 타이트하게 적용하면, 혈액순환이 차단되어, 둔감과 통증을 일으킬 수 있다.
2. 랩을 너무 많이 중첩시키면, 랩이 부족하여 랩핑을 제대로 마무리 할 수 없을 것이다.
3. 랩핑하는 동안, 근육이 수축하지 않는 경우. 이것은 너무 타이트한 랩핑을 초래할 수 있다.

제 9 장 어깨/몸통 부위 (Shoulder/Thorax)

학습목표

- 어깨/몸통 부위의 기본적인 해부학을 다시 확인한다.
- 어깨/몸통 부위와 관련된 기본적인 의학용어를 정의한다.
- 어깨/몸통 부위에서 자주 일어날 수 있는 손상 기전을 다시 확인한다.
- 흔한 어깨/몸통 부위의 손상을 효율적으로 테이핑하고 랩핑한다.

어깨의 해부학 (Anatomy of the Shoulder)

근조직 (Musculature)

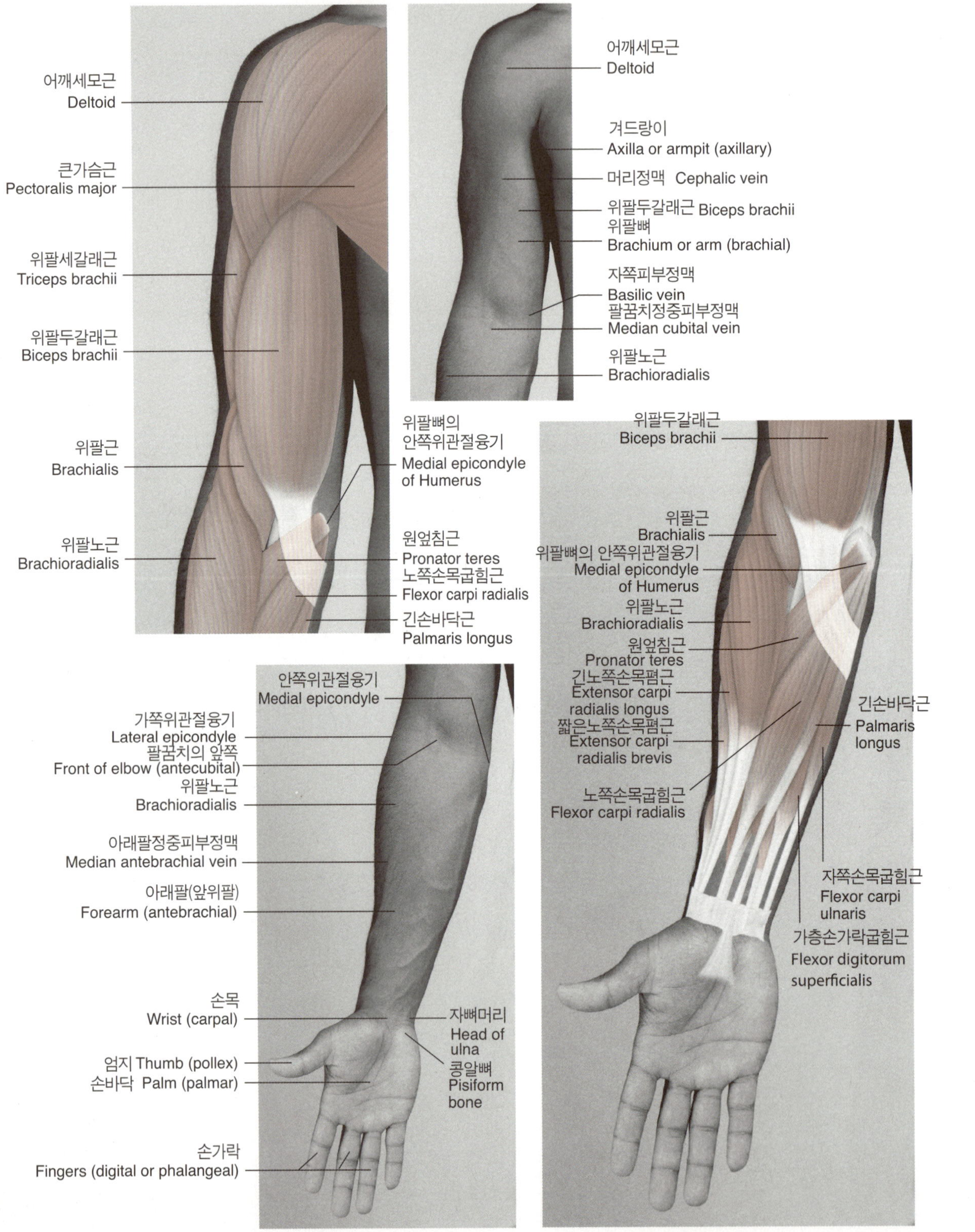

그림 9-1 팔의 표면 표식점(앞면과 뒷면). 위팔(앞면)의 근조직 위치, 위팔의 표면 표식점(앞면), 아래팔 근조직의 위치(앞면), 그리고 아래팔과 손의 표면 표식점(앞면) (출처: Prekumar K. *The massage connection anatomy and physiology*. Baltimore: Lippincort Williams & Wilkins; 2004).

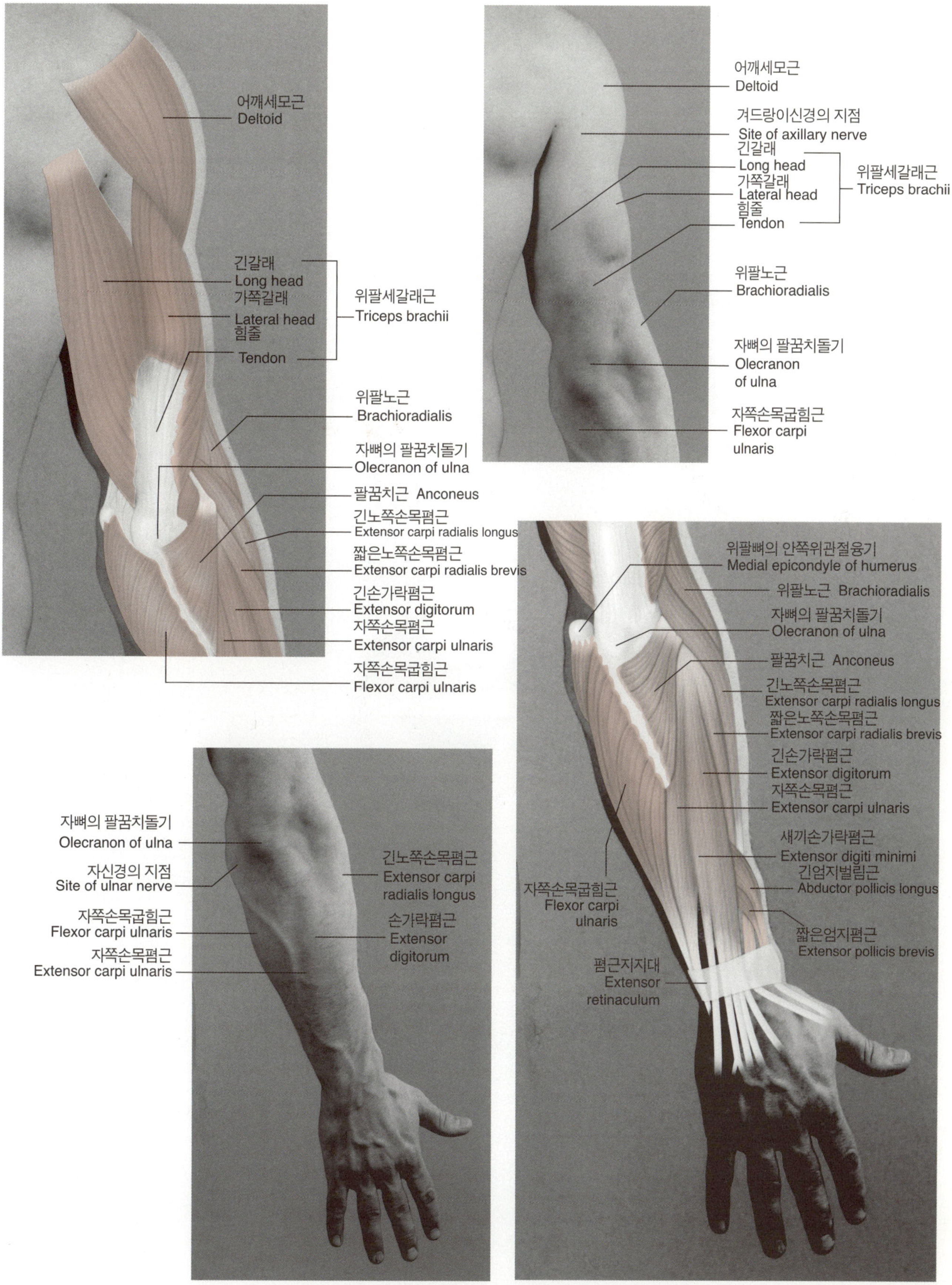

그림 9-2 팔의 표면 표식점(앞면과 뒷면). 위팔(뒤면)의 근조직 위치, 위팔의 표면 표식점(뒤면), 아래팔 근조직의 위치(뒤면), 그리고 표면 표식점(아래팔의 뒤면) (출처: Prekumar K. *The massage connection anatomy and physiology*. Baltimore: Lippincort Williams & Wilkins; 2004).

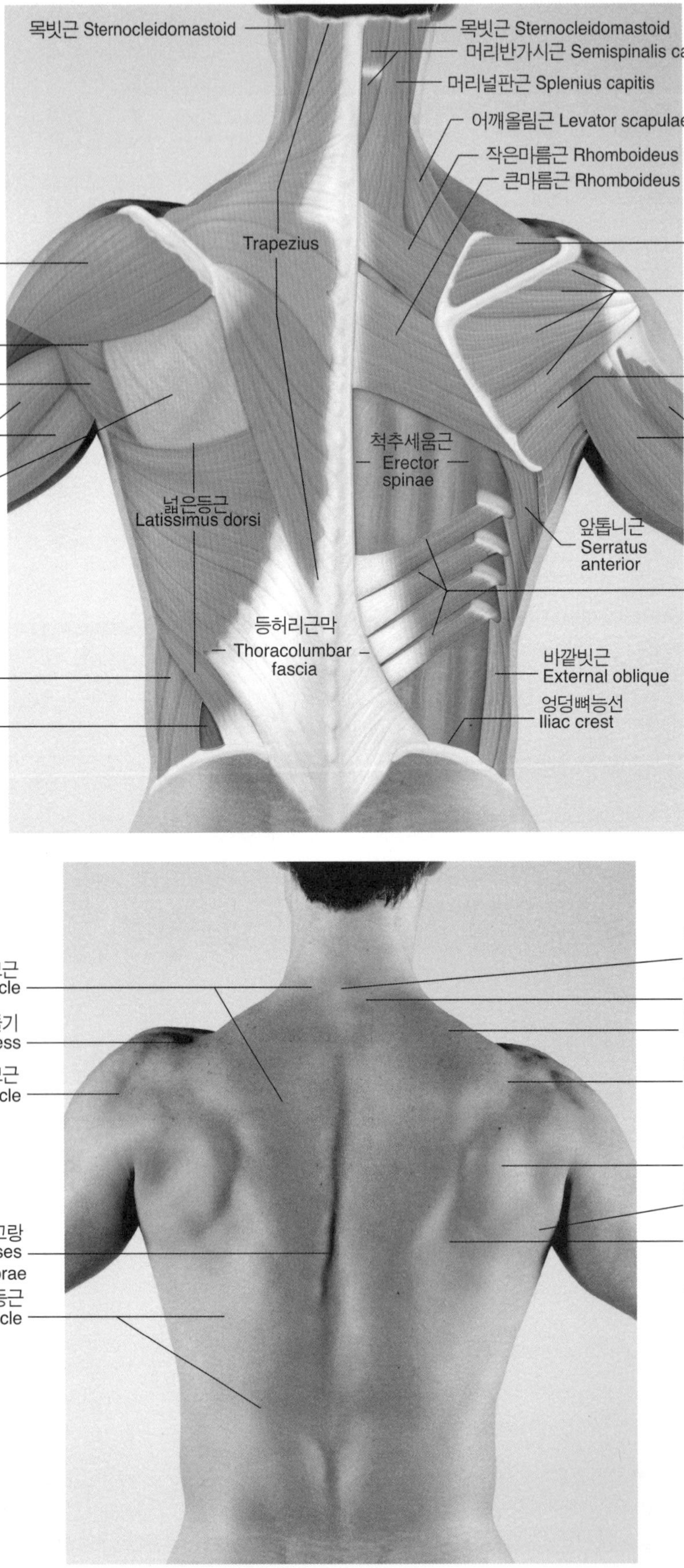

그림 9-3 몸통의 표면 표식점(뒷면). 몸통 뒷면의 가층(오른쪽)과 속층(왼쪽) 근조직의 위치와 표면 표식점 (출처: Prekumar K. *The massage connection anatomy and physiology*. Baltimore: Lippincort Williams & Wilkins; 2004).

인대 (Ligaments)

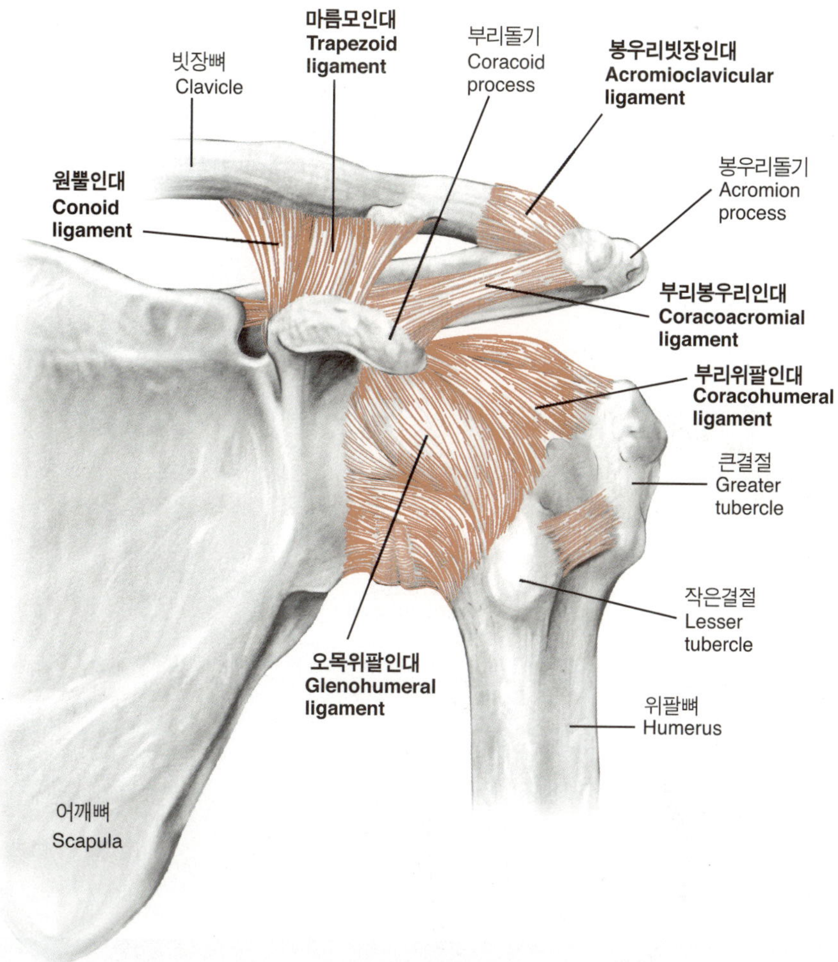

그림 9-4 왼쪽 어깨의 인대(앞면) (출처: Anatomy Chart Co.)

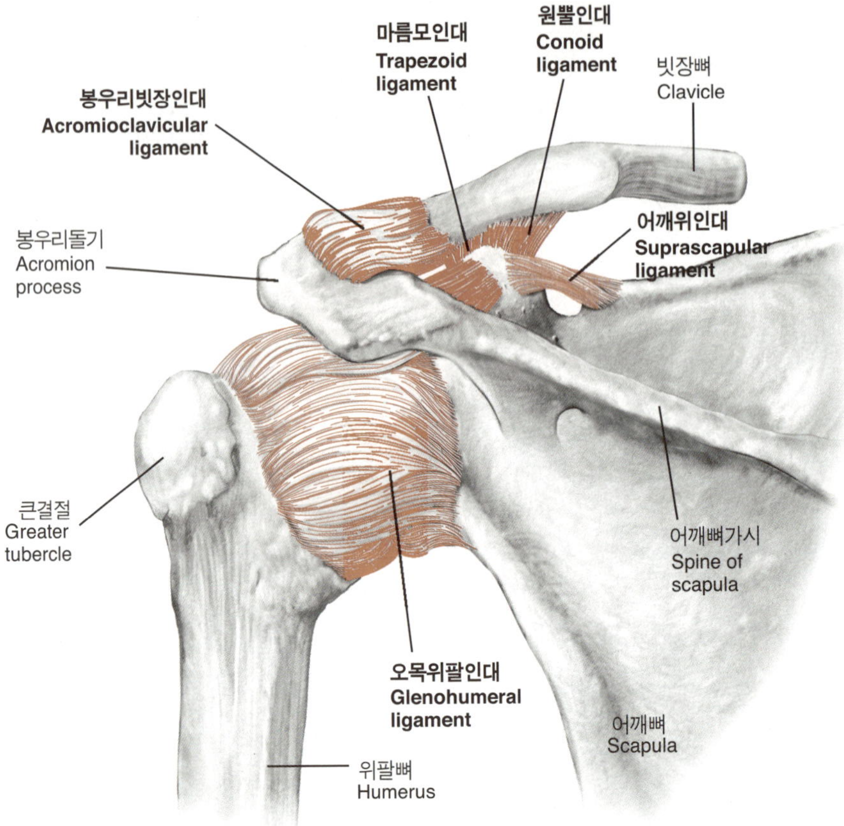

그림 9-5 왼쪽 어깨의 인대(뒤면) (출처: Anatomy Chart Co.)

기본적인 어깨 랩핑 Basic shoulder wrap

이 절차는 어깨 염좌와 어깨 탈구(불안정)에 이용된다.

손상에 대한 설명

어깨 염좌는 어깨관절의 위치를 유지시키는 인대성 지지를 나쁘게 만든다. 만약 손상이 심각하다면, 관절 불안정이 초래될 수 있다. 대개 오목위팔관절의 **앞쪽**(anterior)에 위치하는 **오목위팔인대**(와상완인대, gleno-humeral)가 손상되어, 전방 어깨 불안정이 초래된다. 오목위팔인대는 인체에서 가장 불안정한 관절인 염증성 절구관절을 보호한다.

절차의 목표

움직임을 제한함으로서 어깨관절 인대를 지지한다. 통증을 감소시키고 또 관절의 안정성을 돕기 위해 대부분 랩핑을 적용한다. **스피카**(spica)나 **8자형** 랩핑이 어깨관절의 앞쪽 불안정을 통제하는데 어느 정도 효과적일 수 있다. 또 아이스팩이나 아이스패드의 적용도 많은 도움이 된다.

필요한 제품

- 4인치 탄력 랩(운동선수의 체격에 따라 이중 길이의 랩을 사용할 수 있음)
- 2인치 혹은 3인치의 가벼운 탄력 테이프 (접착성 혹은 비접착성)

(계속)

기본적인 어깨 랩핑 Basic shoulder wrap *(계속됨)*

환자 자세

운동선수는 똑바로 서서, 손상쪽 손을 **같은 쪽**(ipsilateral) 엉덩이 위에 올려놓는다 (그림 9-6 참고).

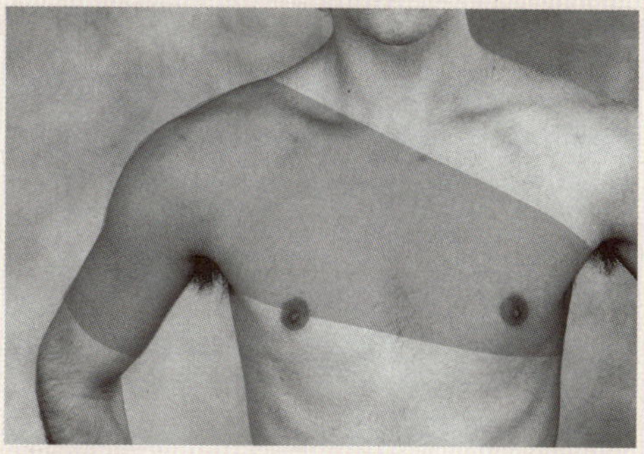

그림 9-6

단계별 적용

1. 먼저, 위팔두갈래근의 힘살 주위를 랩핑하고, 그 다음 어깨 쪽으로 중첩하면서 올라간다 (그림 9-7 참고). "개의 귀"를 만들고, 그 부위를 한 번 더 감아주면서 고정시킨다. 운동선수는 가슴 부위를 랩핑하는 동안, 숨을 들여 마신 후, 멈춘다. 랩핑하는 시간이 예상보다 길어지면, 운동선수는 숨을 한 번 더 들여 마시고, 그대로 멈춘다.

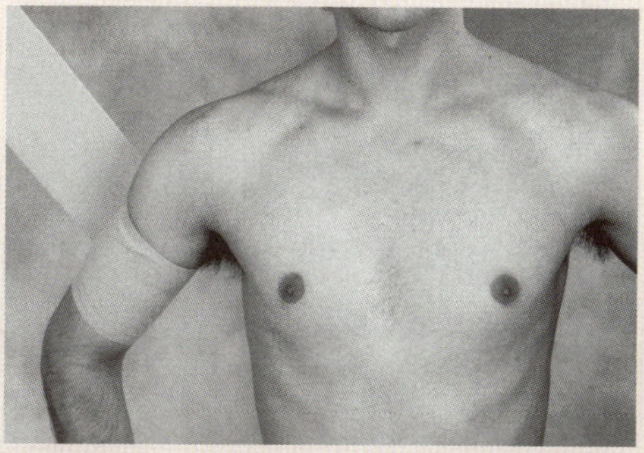

그림 9-7

2. 위팔두갈래근을 몇 번 더 감은 후, 어깨 앞쪽으로 교차하고, 반대측 팔 아래로 움직인다. 그 다음, 운동선수의 등을 한 번 감고, 다시 위팔두갈래근으로 돌아온다. 이런 방법으로 위쪽 몸통과 위팔을 몇 번 감는다 (그림 9-8 참고).

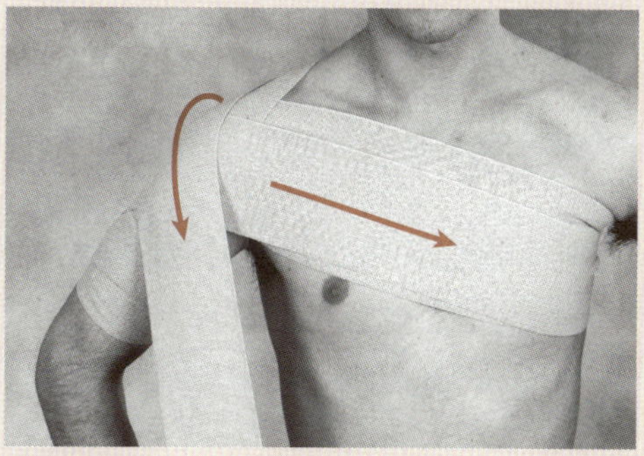

그림 9-8

(계속)

기본적인 어깨 랩핑 Basic shoulder wrap (계속됨)

3. 더 이상 랩핑할 곳이 없을 때까지 계속 중첩하면서 랩핑을 한다. 그리고 몸통 앞쪽에서 랩핑이 끝나도록 한다. 탄력 클립이나 테이프를 적용하여, 랩핑의 끝을 제자리에 고정시킨다 (그림 9-9 참고).

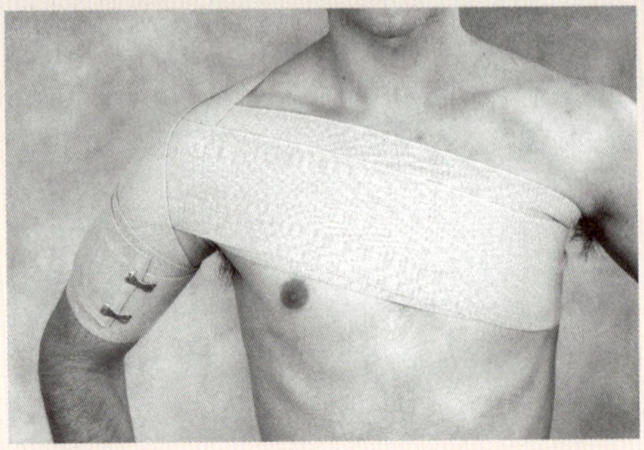

그림 9-9

4. 2인치 혹은 3인치의 가벼운 탄력 테이프를 이용하여, 위팔두갈래근에서 시작한 랩핑의 끝 부위를 먼저 스트립하고, 그 다음 몸쪽으로 테이핑을 이동한다. 이것은 탄력 랩이 돌돌말리는 것을 막아주고, 랩핑을 고정시켜 주는 역할을 한다. 운동선수는 테이핑을 적용하는 동안, 숨을 들여 마신 후 그대로 멈추어야 한다 (그림 9-10 참고).
5. 테이핑이 너무 타이트하거나 느슨하다면, 테이핑을 다시 해야 할 것이다.

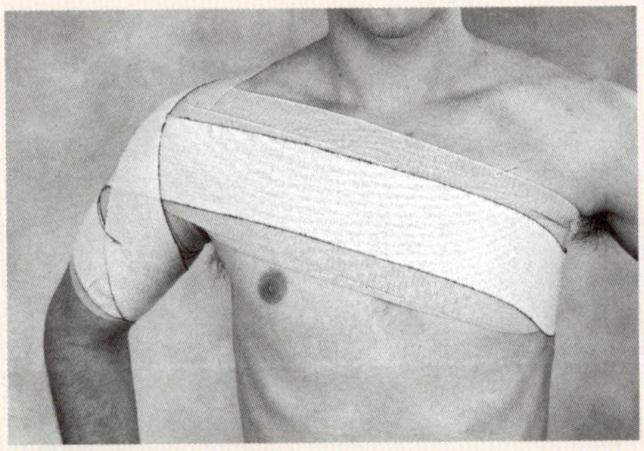

그림 9-10

흔한 실수

1. 랩핑을 너무 타이트하게 적용하면, 숨쉬기가 어려워진다.
2. 랩핑을 너무 중첩시키면, 랩이 부족하여 랩핑을 제대로 마무리 할 수 없을 것이다.
3. 랩핑하는 동안, 숨을 멈추지 않으면, 랩핑이 너무 타이트해질 것이다.
4. 잘못된 방향으로 랩핑하면, 랩의 고정이 감소할 것이다.
5. 위팔을 너무 타이트하게 랩핑하면, 위팔동맥을 너무 압박하게 될 것이다.

봉우리빗장관절의 분리/타박상 Acromioclavicular joint separation/bruise

봉우리빗장관절의 분리/염좌, 봉우리빗장관절의 타박상에 이용한다.

손상에 대한 설명

봉우리빗장관절(AC)은 2개의 뼈 즉, **어깨뼈**(견갑골, scapula)의 봉우리돌기와 **빗장뼈**(쇄골, clavicle)의 끝으로 구성되어 있다. 이 관절은 강한 인대에 의해 유지된다. 어깨부위로 넘어졌을 때, 그리고 팔을 쭉펴고 넘어졌을 때 이 관절이 손상될 수 있다. 봉우리빗장관절이 손상된 운동선수는 그 관절이 탈구되고 매우 민감해질 것이다.

절차의 목표

봉우리빗장인대를 지지하는 것이다. 대부분의 경우, 랩을 적용함으로써, 통증을 감소시키고, 관절의 고정에 도움을 줄 수 있다. 이런 랩핑 절차는 손상 부위를 보호하는데 도움을 준다.

필요한 제품

- 4인치 탄력 랩(운동선수의 체격에 따라 좌우됨. 이중 길이의 랩이 필요할 수도 있음)
- 2인치 혹은 3인치의 가벼운 탄력 테이프(접착성 혹은 비접착성)
- 필요하다면, 고밀도의 폼패딩

환자 자세

운동선수는 똑바로 서서, 손상쪽 손을 **같은 쪽**(ipsilateral) 엉덩이 위에 올려놓는다 (그림 9-11 참고).

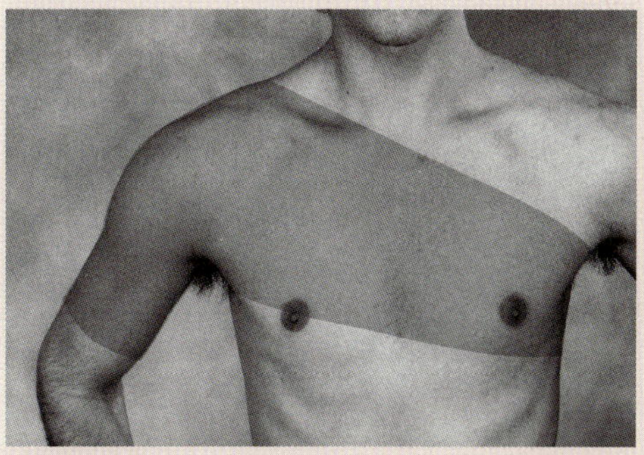

그림 9-11

단계별 적용

1. 손상된 부위에 패딩을 적용한다 (그림 9-12 참고).

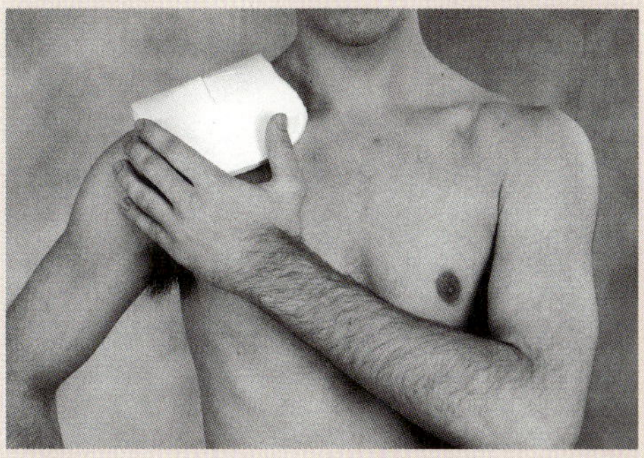

그림 9-12

(계속)

봉우리빗장관절의 분리/타박상 Acromioclavicular joint separation/bruise *(계속됨)*

2. 그 다음, 패딩 위에 기본적인 어깨 랩핑을 적용한다 (그림 9-13 참고).
3. 테이핑이 너무 타이트하거나 느슨하다면, 테이핑을 다시 해야 할 것이다.

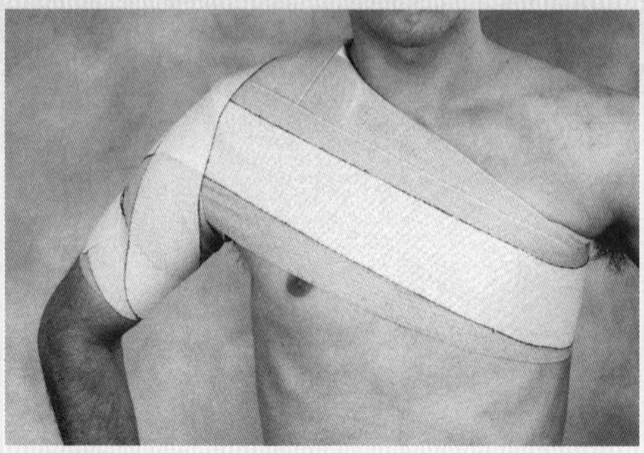

그림 9-13

팁, 힌트와 트릭

패드의 크기는 적어도 손상 부위의 2배 되는 크기이어야 한다. 손상 부위에 직접 패드의 중간 부위를 대고 그 위에 랩을 교차시킨다. 이것은 타격을 손상되지 않은 부위로 힘을 분산하는데 도움을 준다.

흔한 실수

1. 랩핑을 너무 타이트하게 적용하면, 숨쉬기가 어려워진다.
2. 랩핑을 너무 중첩시키면, 랩이 부족하여 랩핑을 제대로 마무리 할 수 없을 것이다.
3. 랩핑하는 동안, 숨을 멈추지 않으면, 랩핑이 너무 타이트해질 것이다.
4. 팔을 너무 타이트하게 랩핑하면, 위팔동맥을 너무 압박하게 될 것이다.

갈비뼈타박 랩핑 Rib bruise wrap

이 절차는 갈비뼈 타박상과 갈비뼈의 분리에 이용된다.

손상에 대한 설명

갈비뼈의 손상은 대개 타격에 의한 손상이고, 타박상을 초래한다. 숨을 들여 마실 때 갈비우리가 팽창하고, 갈비뼈에 붙은 근육이 늘어나기 때문에, 통증이 발생할 수 있다. 타박 부위를 보호하기 위해 적절한 패딩을 적용해야 한다.

절차의 목표

이들 사이에 있는 갈비뼈와 연골을 지지하고 보호하는 것이다. 대부분의 경우, 랩의 압박으로 통증을 감소시킬 수 있다.

필요한 제품

- 6인치 탄력 랩(운동선수의 체격에 따라 좌우됨. 다른 랩이 필요할 수도 있음)
- 필요하다면, 고밀도 패딩
- 2인치 혹은 3인치의 가벼운 탄력 테이프(접착성 혹은 비접착성)

(계속)

갈비뼈타박 랩핑
Rib bruise wrap

(계속됨)

환자 자세

운동선수는 똑바로 서서 양 손을 엉덩이 위나 머리 위에 올린다 (그림 9-14 참고).

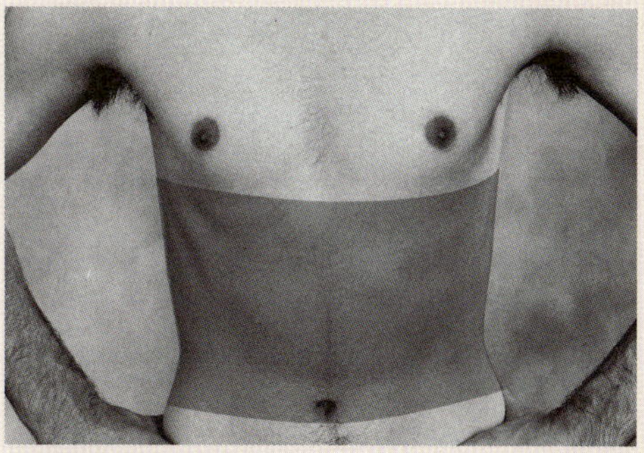

그림 9-14

단계별 적용

1. 손상 부위에 고밀도 패딩을 적용한다
2. 먼저, 가슴 아래쪽 부위를 랩핑하고, 위쪽으로 중첩하면서 올라온다 (그림 9-15 참고). "개의 귀"를 만들고, 그 부위를 한 번 더 감아주면서 고정시킨다. 운동선수는 탄력 랩핑을 하는 동안, 숨을 들여 마시고 멈춘다. 랩핑하는 시간이 예상보다 길어지면, 운동선수는 숨을 한 번 더 들여 마시고, 그대로 멈춘다.

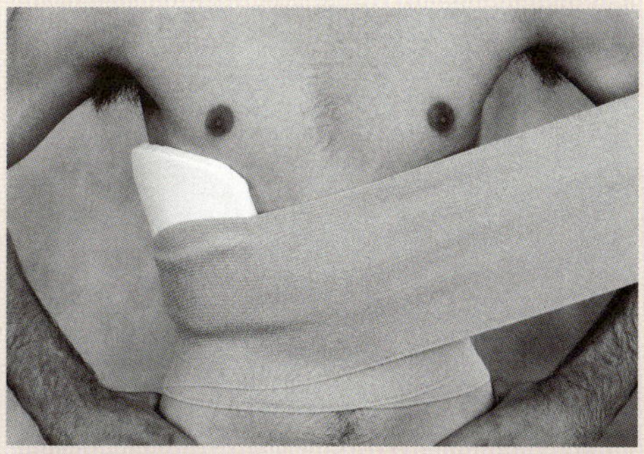

그림 9-15

3. 더 이상 랩핑할 곳이 없을 때까지 중첩시키면서 랩핑을 한다 (그림 9-16 참고). 가슴 앞쪽에서 랩핑이 끝나도록 노력한다. 랩핑의 끝 부위가 잘 고정되도록 탄력 클립이나 테이프로 고정한다.

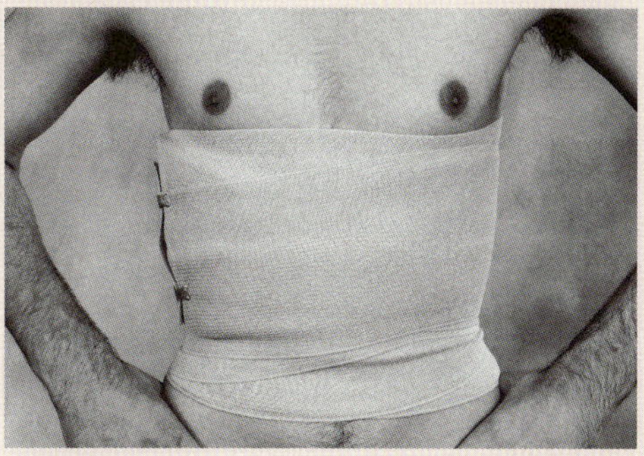

그림 9-16

(계속)

갈비뼈타박 랩핑 Rib bruise wrap (계속됨)

4. 2인치 혹은 3인치의 가벼운 탄력 테이프를 이용하여, 랩핑의 끝 부위에서부터 먼저 스트립을 시작하고, 그 다음 아래쪽으로 이동하면서 테이핑을 한다. 이것은 탄력 랩이 돌돌말리는 것을 막아주고, 랩핑을 고정시켜 주는 역할을 한다. 운동선수는 랩핑한 부위를 테이핑하는 동안, 숨을 들여 마시고 그대로 멈추어야 한다 (그림 9-17 참고).
5. 테이핑이 너무 타이트하거나 느슨하다면, 테이핑을 다시 해야 할 것이다.

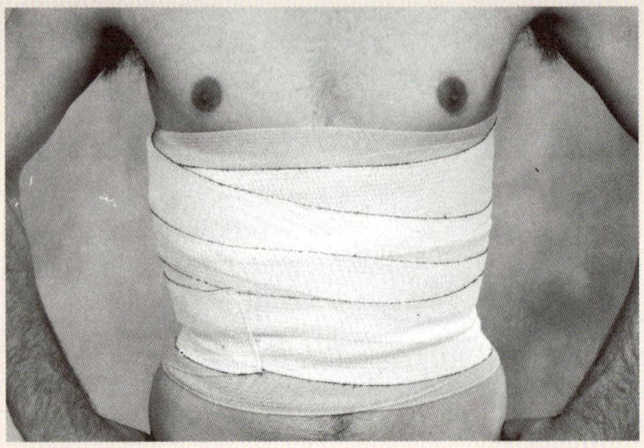

그림 9-17

팁, 힌트와 트릭

패드의 크기는 적어도 손상 부위의 2배 되는 크기이어야 한다. 손상 부위에 직접 패드의 중간 부위를 대고 그 위에 랩을 교차시킨다.

흔한 실수

1. 랩핑을 너무 타이트하게 적용하면, 숨쉬기가 어려워진다.
2. 랩핑을 너무 중첩시키면, 랩이 부족하여 랩핑을 제대로 마무리 할 수 없을 것이다.
3. 랩핑하는 동안, 숨을 멈추지 않으면, 랩핑이 너무 타이트해질 수 있다.

부록 A

해부학적 자세와 용어
(Anatomical Position and Terminology)

해부학적 자세는 신체 해부학을 언급할 때 이용되어야 한다. 이것은 신체 부분의 정확한 위치를 기술하기 위해 의학분야에서 보편적으로 이용되는 자세이다. 해부학 자세는 선 자세에서 정면으로 얼굴을 바라보고, 양팔을 몸통 옆에 붙인 후, 손바닥이 앞쪽을 향하게 한 자세이다. 신체 부위를 설명하고자 할 때, 해부학적 자세에서 신체를 묘사한다(그림 A-1 참고).

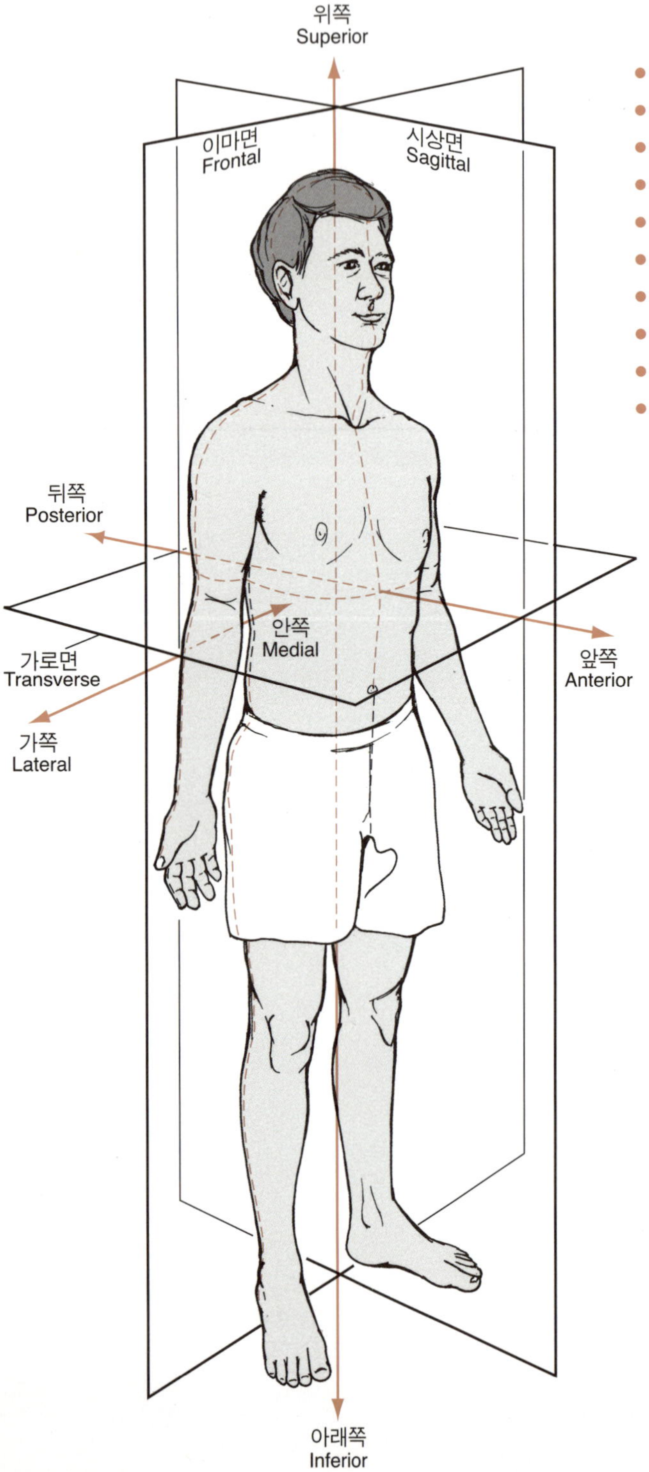

- **안쪽** – 몸의 정중선 쪽으로
- **가쪽** – 몸 바깥쪽으로
- **앞쪽** – 몸의 앞쪽면으로
- **뒤쪽** – 몸의 뒤쪽면으로
- **위쪽** – 머리 쪽으로
- **아래쪽** – 발 쪽으로
- **먼쪽** – 몸통으로 멀리 떨어진
- **몸쪽** – 몸통 가까이에 있는
- **누운 자세** – 등을 대고 바로 누운 자세
- **엎드린 자세** – 배를 깔고 엎드려 누운 자세

그림 A-1 기준면들 (출처: Oatis CA. Kinesiology. *The mechanics and pathomechanics of human movement*. Baltimore: Lippincort Williams & Wilkins; 2003).

부록

B 개별 테이핑/랩핑 기술 수행 작성지

(Individual Taping/Wrapping Skill Performance Sheet)

성명: ____

절차: ____

날짜: ____________

1 = 최고
2 = 우수
3 = 보통
4 = 나쁨
5 = 수용 불가능

환자 배치/자세	1	2	3	4	5

코멘트: ____

____

____

테이핑 영역 관리	1	2	3	4	5

코멘트: ____

____

____

수행된 절차

미관상	1	2	3	4	5

코멘트: ____

____

____

기능	1	2	3	4	5

코멘트: ____

____

____

수용 시간 (:)	1	2	3	4	5

코멘트: ____

____

____

총점: *__________ ÷ 5 = __________

* 최종 점수가 적어도 3점 이상이 되어야 통과할 수 있다.

부록 C

용어해설
(Glossary)

찰과상(abrasion): 마찰에 의해 피부의 표층 화상. "딸기모양"

급성(acute): 최근의 것으로써, 대개 2주 미만

모음(내전, adducts): 몸의 정중선 쪽으로 움직인다.

앞쪽(anterior): 몸의 앞쪽면으로

반대(anti): 반대작용, 항염증성

만성(chronic): 오래된 것으로, 대개 2주 이상

곁(collateral): 옆

형태(conform): 모양

혈관수축(constrict): 혈관의 직경이 작아짐

타박상(contusion): 근육과 연부조직의 압박 손상

십자(cruciate): 교차되는

혈관확장(dilate): 혈관의 직경이 커짐

탈구(dislocation): 한 개 이상의 뼈가 이동하는 것: 탈구와 아탈구

먼쪽(원위, distal): 몸통으로 멀리 떨어진

등쪽(dorsum): 뒤쪽

거품발생(effervescent): 거품 효과

가쪽번짐(외번, eversion): 발바닥이 바깥쪽으로 향함

폄(신전, extension): 관절의 각도가 커짐: 일자로 됨

굽힘(굴곡, flexion): 관절의 각도가 작아짐. 굽혀짐

샅(groin): 허벅지 안쪽

젖힘(과신전, hyperextension): 관절이 정상 보다 더욱 펴지는 것

과굽힘(과굴곡, hyperflexion): 정상보다 관절이 더욱 굽혀지는 것

절상(incision): 날카로운 물체에 의해 일자형태로 절단된 손상

아래쪽(inferior): 발 쪽으로

불안정(instability): 불안한 상태

안쪽번짐(내번, inversion): 발바닥이 안쪽으로 향함

같은쪽(ipsilateral): 같은쪽

관절(joint): 인대에 의해 두 개 이상의 뼈들이 연결된 부위

열상(laceration):무딘 물체에 의해 불규칙하게 절단되거나 찔린 손상

가쪽(외측, lateral): 몸 바깥쪽으로

인대(ligament): 뼈와 뼈를 연결시키는 구조물

복사뼈(malleolus): 발목의 양쪽에서 튀어나와 있는 뼈. 안쪽복사뼈(정강뼈), 가쪽복

사뼈(종아리뼈)

안쪽(medial): 몸의 정중선 쪽으로

근육(muscle): 신체 움직임을 일으키는 수축성 조직

보조장구(orthotic): 지지 도구; 브레이스와 스프린트

과도 엎침(과회내, over-pronate): 체중부하 상태에서 발의 안쪽 구름이 정상보다 약간 더 일어나는 경우: 평편족 혹은 평발 참고

과도 뒤침(과회외, over-supinate): 체중부하 상태에서 발의 가쪽 구름이 정상보다 약간 더 일어나는 경우: 첨족 참고

무릎뼈(슬개골, patella): 무릎에 있는 종자뼈

발바닥(저측, plantar): 발바닥, 발의 바닥면

첨족(pes cavus): 높은 발고리

평편족(pes planus): 평발

발바닥쪽 굽힘(저측굴곡, plantar flexion): 발목의 관절 운동 중 발바닥 쪽으로 굽히는 운동

뒤쪽(posterior): 몸의 뒤쪽면으로

엎드린 자세(prone): 배를 깔고 엎드려 누운 자세

몸쪽(근위, proximal): 몸통 가까이에 있는

스프카(spica): 작은 신체 부위를 큰 신체 부위에 연결하는 테이핑이나 랩핑

염좌(sprain): 인대나 관절주머니의 손상

좌상(strain): 근육이나 힘줄의 손상

가층(superficial): 피부 가까이

위쪽(superior): 머리 쪽으로

누운 자세(supine): 등을 대고 바로 누운 자세

힘줄(건, tendon): 근육과 뼈를 연결하는 부위

힘줄염(tendonitis): 힘줄의 염증

결절(tubercle): 작은 뼈들이 튀어나온 부위. 인대나 힘줄이 붙는 지점

거친면(조면, tuberosity): 큰 뼈들이 튀어나온 부위. 인대나 힘줄이 붙는 지점

바깥굽음(외반, valgus): 각이 바깥쪽으로 향함: 무릎을 X자로 만드는 힘

안굽음(내반, varus): 각이 안쪽으로 향함: 무릎을 O자로 만드는 힘

찾아보기